광선치료학

PHOTOTHERAPY

광선치료학

Phototherapy

2021년 8월 23일 1판 1쇄 인쇄
2021년 8월 30일 1판 1쇄 발행

지은이 | 최석주 · 민동기 · 임상완 · 조용호 · 한슬기 외

펴낸이 | 김진환
펴낸곳 | 학지사메디컬 HAKJISA MEDICAL
04031 서울특별시 마포구 양화로 15길 20 마인드월드빌딩
대표전화_ 02-330-5188 팩스_ 02-326-0338
등 록 | 2010년 2월 8일 제313-2010-36호
메 일 | hakjisamd@hakjisamd.co.kr
홈페이지 | http://www.hakjisamd.co.kr

ISBN 978-89-6069-957-1 93510

가 격 | 24,000원

광선치료학

최석주 · 민동기 · 임상완 · 조용호 · 한슬기 외 공저

PHOTOTHERAPY

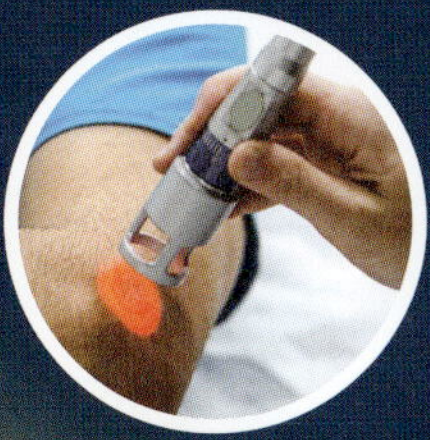

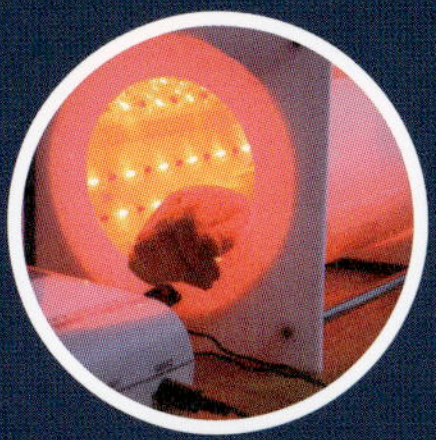

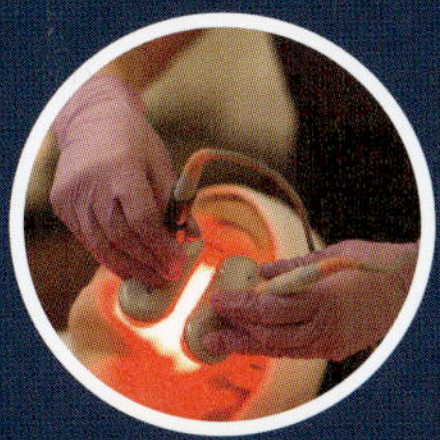

학지사메디컬
HAKJISA MEDICAL

저자소개

대표저자

최석주	대구과학대학교

편집위원

민동기	대구보건대학교	조용호	대구한의대학교
임상완	포항대학교	한슬기	대전보건대학교

집필진

국중석	선린대학교	배주한	구미대학교
김경돈	대구보건대학교	신형수	경운대학교
김경태	제주한라대학교	이우진	강릉영동대학교
김도현	안산대학교	이재홍	대구보건대학교
김동훈	김천대학교	인태성	김천대학교
김상진	호산대학교	임상완	포항대학교
김성호	신구대학교	전용진	경동대학교
김홍래	경운대학교	조용호	대구한의대학교
김희탁	포항대학교	차현규	중부대학교
민동기	대구보건대학교	최석주	대구과학대학교
박재효	대구한의대학교	한슬기	대전보건대학교

머리말

광선치료는 물리치료의 한 분야로, 인체에 대한 광선의 영향이나 질환에 대한 물리치료 영역에서 광선의 영향 또는 효과를 이론적 배경으로 광선을 이용하여 치료하는 것이다. 광선치료 분야에서는 의학적으로 인간이 눈으로 확인할 수 있는 빛뿐만 아니라, 눈에 보이지 않는 빛도 다루게 된다. 광물리학을 연구하는 방법으로는 빛의 성질, 빛의 편차와 분산, 반사와 굴절, 거울과 렌즈에 의한 영상 등을 다루는 기하광학과 빛의 본질, 빛의 현상이나 광학적 성질을 연구하는 물리광학이 있다.

광선치료학은 물리적 인자치료의 한 분야로 정규 교과목으로 개설되어 적외선에 의한 온열치료와 자외선에 의한 피부 질환 치료, 광화학치료 및 레이저를 이용한 치료 분야 등에서 강의가 진행되고 있다. 임상에서의 광선치료 활용에 비해 광선치료학에 관한 실무교재가 많지 않은 관계로 저자들은 광선치료학을 수년간 강의해 오면서 학생들의 이해도를 높이고 국가고시를 대비할 수 있도록 크게 두 가지 관점에서 이 책을 기술하였다.

첫째, 체계적인 내용 정리와 사진을 통해 강의하기 쉽게 구성하였으며, 각 장마다 용어정리를 제시하였다.

둘째, 국가고시에 대비하여 각 장마다 단원정리를 통해 문제를 출제하였으며, 학생들로 하여금 문제에 대한 정답 및 오답근거를 정리하고, 과제물로 활용할 수 있도록 하였다.

그동안 집필에 함께 참여해 주신 여러 저자분들과 바쁜 일정 중에도 출판에 열정을 보여 주신 학지사메디컬 임직원분들께 진심으로 감사를 드리는 바이다.

끝으로 이 책의 지속적인 개정을 통해 완성도를 높여 물리치료의 발전에 조금이라도 도움이 되었으면 하는 바람이다.

2021월 8월

저자 일동

목차

6 적외선치료의 적용

1) 치료 준비

(1) 치료기구 선택

강한 열이 필요하거나 열을 더 깊이 침투시키고자 한다면 근위적외선등을 선택한다. 약한 열이 필요하거나 얼굴 부위와 같이 예민한 부위를 치료하거나 감정적으로 불안한 대상자 또는 아동에게 적용할 경우, 원위적외선등을 선택한다.

다양한 적외선치료기구가 준비되어 있지 않다면 근위적외선등을 강도와 거리를 조절하여 적용한다.

(2) 장비 점검 및 관리

- 전구와 반사경에 먼지 등 이물질을 닦아내 제거한다.
- 전구나 안전망 등에 금이 가거나 깨진 부분이 있는지 확인한다.
- 전구가 쉽게 빠질 위험은 없는지 확인한다.
- 접지, 콘센트플러그, 전원공급선 등을 확인한다.
- 타이머, 강도조절 버튼 등이 정상 작동하는지 확인한다.
- 원위적외선등 치료기구 중 목표로 하는 온도에 도달하기 위해서 시간이 필요한 경우, 치료 시작 5~10분 전에 예열한다.
- 치료기구를 대상자가 있는 곳까지 연결할 수 있는지 확인한다.
- 필요 시 젖은 거즈 패드, 고정하는데 사용할 반창고 등을 준비한다.

(3) 대상자 자세 및 안내

- 대상자는 치료시간 동안 자세를 유지해야 하므로 편안한 자세를 하도록 한다.
- 치료 부위 노출은 최소화하고 필요하다면 치료 부위 외에는 수건 등으로 덮어준다.
- 대상자의 치료 부위에 금속이 있는지 확인하고 제거한다.
- 대상자의 피부 상태를 확인해서 찰과상, 반흔조직, 박리 등이 있는지 확인한다.
- 피부감각이 정상인지 물어보거나 검사한다.

- 대상자에게 치료과정과 느끼게 될 감각을 설명한다.
- 대상자에게 치료 중 따뜻하지 않거나 너무 뜨거울 경우, 즉시 부르도록 교육한다.
- 대상자에게 치료기구를 만지거나 조작하지 말 것을 교육한다.
- 대상자에게 치료기구의 등을 직접 보지 말 것을 교육한다.

2) 치료 적용

(1) 치료 시작

- 적외선이 조사되는 것을 막아야 하거나(예: 눈) 건조에 취약한 부위(예: 입술) 또는 피부가 얇은 부위는 젖은 거즈 패드 등을 올리고 반창고 등으로 고정한다.
- 대상자에게 장비를 가동하겠다고 안내한다.
- 근위적외선등 치료기구는 약하게 켜서 치료 부위에 빛이 조사될 수 있도록 거리를 조정한다.
- 대상자에게 치료할 부위에 약간의 따뜻한 느낌이 있는지 물어보고 적용 위치를 조정한다.
- 치료 부위 면과 빛이 조사되는 각도는 90°가 되도록 한다(램버트 코사인 법칙, 그림 3.3). 단, 치료사의 필요와 관리하에 각도를 조절하여 적용할 수 있다.
- 강도를 서서히 높이면서 대상자에게 충분히 따뜻한지 물어보며 강도를 조절한다.
- 목표한 강도에 도달하면 타이머를 조작하여 치료 종료시간을 설정한다.

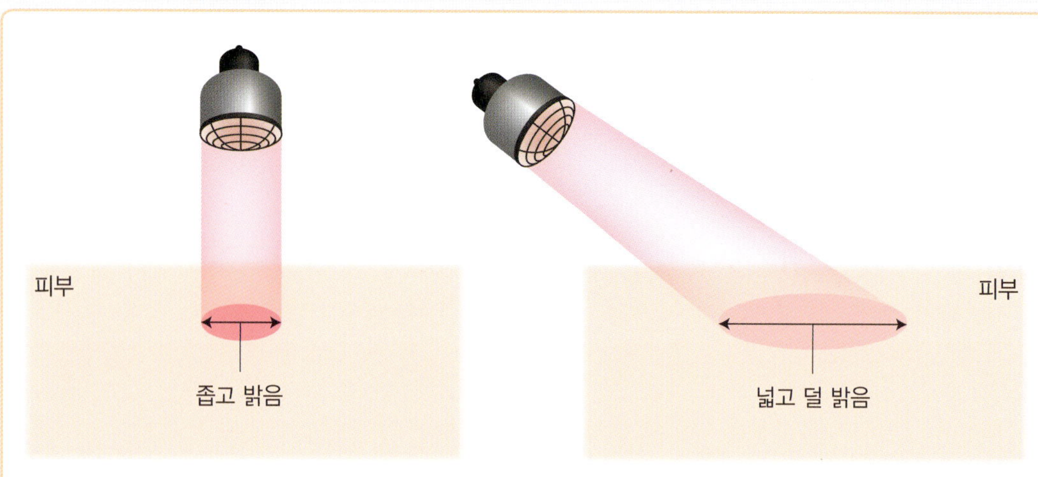

그림 3.3 램버트 코사인 법칙

- 치료 중간, 대상자의 상태를 물어보고 눈으로 치료 부위를 관찰하여 확인한다.
- 다음 증상이 발생하면 치료를 중단한다.
  - 안면의 과도한 홍조(붉어짐)
  - 치료 부위의 지속적인 반점
  - 통증이나 부종의 증가
  - 허약한 환자의 경우, 온열로 인한 과도한 허약 증상 발생
  - 출혈

(2) 치료 종료

- 대상자로부터 치료기구를 멀리 이동시켜 대상자가 일어나거나 이동하는 과정에서 뜨거운 치료기구를 만지는 일이 없도록 하고, 치료기구가 닿지 않도록 주의하라고 대상자에게 강조한다.
- 부착한 거즈 패드 등을 제거한다.
- 수건이나 종이타월 등으로 땀을 제거한다.
- 치료 부위를 관찰하여 비정상적인 열점이 있는지 확인한다.
- 대상자에게 따끔거리는 느낌이 있거나 이상감각이 있는지 물어본다.
- 대상자에게 5~10분 정도 휴식하며 온도를 낮추고 나가도록 안내한다.

(3) 주의사항

- 말초신경 손상으로 감각이 없거나 약한 경우, 되도록 적용하지 않는 것을 원칙으로 한다. 다만, 손상 부위가 좁고 손상 정도도 경미하여 손상 부위 주변의 감각은 정상인 경우, 손상 부위보다 넓게 하여 감각이 있는 부위도 같이 적용하고 강도는 낮게 유지하여 적용할 수 있다. 이런 경우, 특별히 더 자주 확인하고 주의해야 한다.
- 두통, 어지럼증 발생: 땀분비 증가에 따른 수분 소실과 혈압 저하로 나타날 수 있다. 대부분 수분을 공급하고 휴식하면 증상이 완화된다.
- 떨림: 체온이 상승한 상태에서 추운 환경에 노출되면 과도한 추위를 호소할 수 있다. 그러므로 치료 후, 충분히 체온을 조절할 수 있는 시간을 부여하고 겨울철에는 미리 겉옷을 착용하여 보온한 다음 외출하도록 안내한다.
- 눈 손상: 치료기구의 등을 응시하면 눈이 손상될 수 있으므로 피하도록 하거나 눈을 가려준다.

7 적외선치료의 장·단점

1) 장점

- 온습포, 파라핀 등 전도열을 이용한 치료보다 열을 깊게 침투시킬 수 있다.
- 비교적 넓은 부위도 치료할 수 있다.
- 치료 부위에 압력이 가해지지 않는다.
- 치료 중에도 관찰할 수 있다.
- 기계조작이 쉽다.
- 교차감염의 위험이 없다.

2) 단점

- 치료 부위가 쉽게 건조해진다.
- 전환열(초음파, 단파, 극초단파)에 비해 깊이 침투할 수 없다.
- 치료가 끝난 다음에도 장비가 뜨거우므로 접촉 시, 화상의 위험이 있다.

8 적외선치료의 적응증과 금기증

1) 적응증

- 아급성 · 만성 외상, 염증: 타박상, 근좌상, 외상성 윤활막염, 힘줄윤활막염, 부종, 염좌, 탈구, 골절절단, 섬유조직염, 무통성궤양, 화상, 관절염
- 신경병증: 류마티즘, 신경염, 신경통, 얼굴마비, 말초신경 손상(감각장애를 동반한 경우, 주의하며 적용)
- 레이노드병(낮은 강도로 장시간 적용하고, 순환장애가 심하면 적용하지 않음)
- 점막의 급성, 아급성 또는 만성 염증: 결막염, 코감기, 부비강염, 기관지염, 중이염, 비염
- 피부질환: 욕창, 피부감염, 모낭염, 피부농양
- 운동치료 준비, 전기치료 준비

2) 금기증

- 말초혈관장애(열을 축적하여 화상 위험이 높음)
- 감각장애(강한 열의 적용 시, 화상 위험이 높음)
  - 말초혈관장애, 감각장애의 경우 장애 정도가 경미하면 치료사의 주의 깊은 감독하에 낮은 강도로 적용할 수 있다.
- 피부이식 수술 직후
- 맥박 100회/분 이상, 불규칙 시 중단
- 기타: 열, 악성종양, 출혈성 부위, 심장병, 콩팥염 등

용어정리

적외선(infrared) 빨간색 광선보다 긴 700~1,000,000nm(1mm) 파장의 전자기파, 열선이라고도 함

근적외선(near infrared) 770~1,500nm 파장의 적외선 중 가시광선에 가까운 전자기파로 적외선 중에서는 파장이 짧아 단파적외선이라고도 함

원적외선(far-infrared) 1,500~15,000nm 파장의 전자기파로 적외선 중에서는 파장이 길어 장파적외선이라고도 함

단원정리

1. 43세, 원인불명의 얼굴마비 환자에게 적외선 열치료를 적용할 때, 중재방법으로 옳은 것은?

① 열감을 느끼지 못해도 적용한다.

② 근적외선 적용 시, 통증을 느낄 정도로 강한 열을 사용한다.

③ 적용하는 동안 머리를 돌려 오른쪽과 왼쪽이 고르게 가열되도록 한다.

④ 근적외선치료기와 원적외선치료기가 있다면 근적외선치료기가 더 적합하다.

⑤ 눈의 건조를 막기 위해 젖은 거즈를 감은 눈 위에 올려놓고 적외선을 적용한다.

※ 정답 및 오답 근거:

2. 넙다리뒤근의 스트레칭 전에 시행하는 적외선 열치료의 목적으로 옳은 것은?

① 근력 증가 ② 유착 증가 ③ 이완 증가
④ 통증 증가 ⑤ 신경전도 속도 증가

※ 정답 및 오답 근거:

3. 적외선에 의한 홍반반응으로 옳은 것은?

① 내성이 있다. ② 염증반응이다. ③ 경계가 뚜렷하다.
④ 보통 1시간 이내 사라진다. ⑤ 혈관의 반사적인 수축반응이다.

※ 정답 및 오답 근거:

4. 90세, 남성, 정○○ 씨는 뇌혈관질환으로 오른쪽 감각이 저하되어 있고 노화에 따른 왼쪽 감각도 정상이라고 기대하기 어려워 적외선을 이용한 온열치료를 적용하고자 한다. 어떻게 시행할지 주의사항을 중심으로 서술하시오.

※ 정답 및 오답 근거:

5. 38세, 남성, 최○○ 씨는 적외선치료를 받았다. 치료는 받기 전에도 치료사로부터 충분히 안내를 받았고, 치료 중에도 치료사가 수시로 확인하였다. 치료 후, 치료사는 피부를 확인하는 과정에서 열점을 발견하였고 대상자도 쓰라리다고 호소하였다. 어떻게 조치하겠는가?

※ 정답 및 오답 근거:

정답: **1** ⑤ **2** ③ **3** ④

참고문헌

과학동아(2017). 생물산책.

광선치료교재편찬위원회(2019). 광선치료학(제2판). 현문사.

박찬의 외(2016). 광선치료학. 대학서림.

서울대학교 광학연구회(1996). 현대광학. 교문사.

우영근 외(2017). 치료적 모달리티. 영문출판사.

이규창 외(2021). 근거기반 접근 물리적 인자치료. 학지사메디컬.

이병언(2000). 고교생이 알아야 할 생물 스페셜. (주)신원문화사.

피부계물리치료중재학편찬위원회(2018). 피부계물리치료중재학. 현문사.

Beschastnov, V. V., Ryabkov, M. G., Pavlenko, I. V., Bagryantsev, M. V., Dezortsev, I. L., Kichin, V. V., ... & Turchin, I. V. (2018). Current Methods for the Assessment of Oxygen Status and Biotissue Microcirculation Condition: Diffuse Optical Spectroscopy. *Современные технологии в медицине*, *10*(4 (eng)).

https://omlc.org/news/feb15/generic_optics/index.html

4

적외선 체열촬영 검사

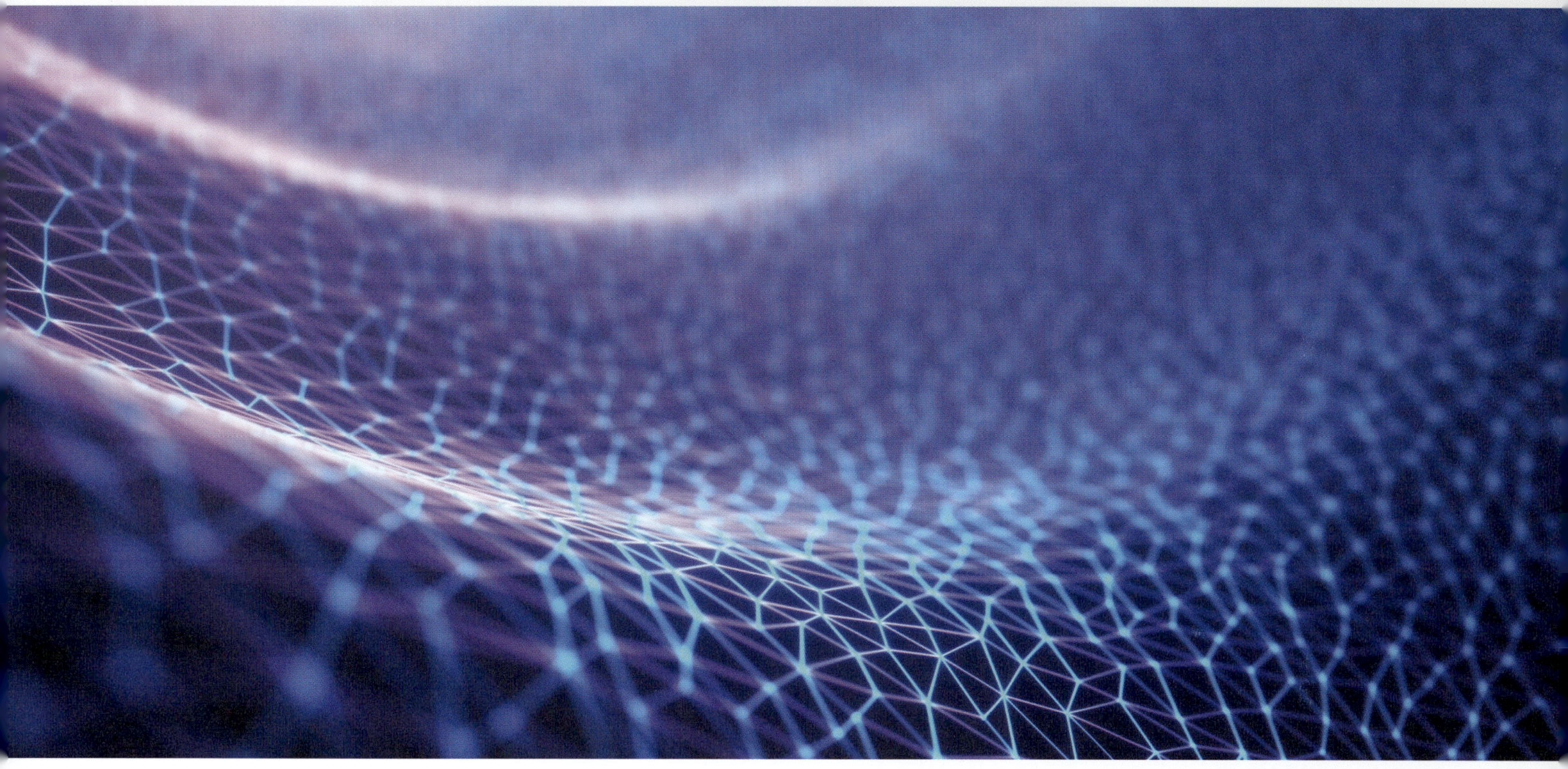

학습목표

1. 적외선 체열촬영의 정의를 설명할 수 있다.
2. 적외선 체열촬영 검사 방법 및 원리를 설명할 수 있다.
3. 적외선 체열촬영 사진을 보고 판독할 수 있다.

1 적외선 체열촬영 검사

적외선 체열촬영 검사(Digital Infrared Thermograpic Imaging, DITI)는 미세한 적외선을 감지하여 컬러 영상화하고, 영상화를 통해 피부 표면에서 자연적으로 방출하는 신체의 통증 부위나 질병 부위를 진단하는 의료 영상 진단기기이다(그림 4.1). 적외선 체열 검사법은 통상 피부 아래 수 mm 이내 분포하는 신체 상태를 피부온도로 감지한다.

적외선 체열 진단은 체표면의 온도 분포를 통하여 통증과 혈류장애를 객관적으로 시각화하여 평가 · 측정 · 진단하는 것이며, 인체에서 발생하는 표면온도를 비접촉으로 측정하기 때문에 어린이나 임산부에게도 안전하고, 치료 전 · 후를 비교하여 환자의 치료를 도울 수 있다.

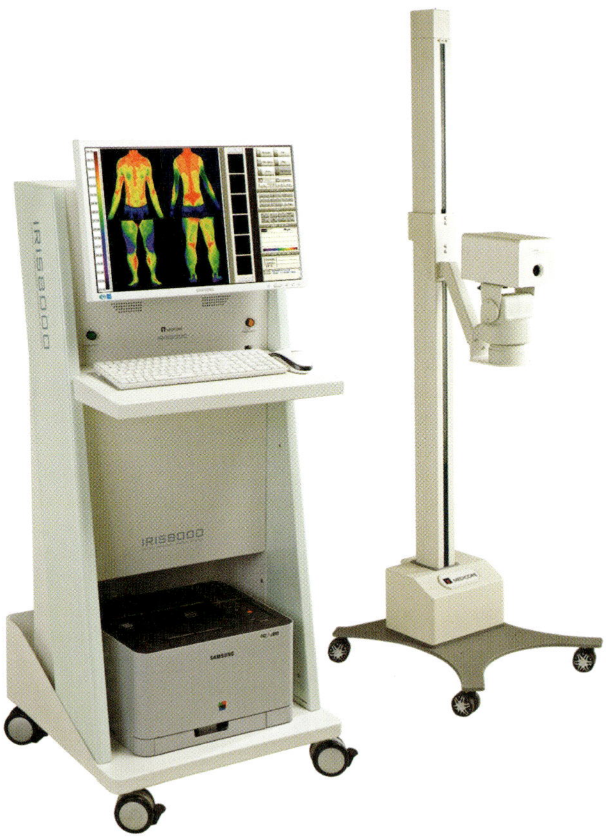

그림 4.1 적외선 체열촬영기

2 적외선 체열촬영 기전

대부분의 물체들은 10μm 근처의 적외선을 끊임없이 방출하는데 대기온도인 300K 근처의 온도를 가지고 있기 때문이다. 적외선 체열 진단에 있어서도 이 영역의 적외선이 사용된다. 모든 물체는 절대온도 0K(−273℃) 이상에서 적외선을 방출한다. 인체에서 방출되는 적외선 에너지는 적외선 카메라의 안티몬화 인듐(Indium antimonide), 수은 카드뮴 텔루라이드(Cadmium mercury telluride)의 고감도 감지기에 의해 0.01℃까지 감지하여 스캐닝 후 아날로그 영상을 디지털로 컴퓨터에 저장된다.

1) 피부온도 조절기전

피부혈관은 영양공급과 노폐물 회수 및 체온 조절의 중추적 역할을 담당한다. 체온이 37℃ 이상 올라가면 앞시상하부가 활성화되어 혈관 확장으로 발열된다. 체온이 37℃ 이하로 내려가면 뒤시상하부가 활성화되어 혈관 수축으로 발열이 감소된다. 피부온도 조절은 평균온도 24~34℃ 범위로 피부혈관에 의해 조절되며, 모세혈관 전 괄약근, 동 · 정맥 문합부에서 일어나며 외부온도는 21℃로 일정하다. 신체온도는 정상적 상태에서 좌우대칭으로 나타난다. 혈관 혈류장애가 발생 시 피부의 온도차가 나타난다.

① 혈관 확장 → 혈류량 증가 → 조직온도 상승

② 혈관 수축 → 혈류량 감소 → 조직온도 하강

2) 적외선 탐지방법

- 광전 효과: 광자의 에너지가 물질에 전이되어 자유전자를 발생시키는 현상(내부 광전 효과, 외부 광전 효과)
- 열전 효과: 물질에 흡수된 열에 의해 나타나는 전기적인 변화
- 광자 끌림 효과(photon drag effect): 반도체 내부의 캐리어가 광자의 운동량에 끌려 기전력을 만들어내는 현상
- 핫 일렉트론 효과(hot electron effect): 광자의 조사에 의한 전자온도의 변화에 의해 발생하는 반도체 내의 전기 저항 변화

3 적외선 체열 진단 특징

① 체열을 영상화함으로써 혈류장애를 객관적으로 시각화할 수 있다.

② 통증을 평가 · 측정 · 진단할 수 있는 유일한 검사 방법이다.

③ 인체에 무해한 촬영이므로 어린이나 임산부에게도 촬영할 수 있다.

④ CT나 MRI에서 알 수 없는 신경통, 염증성 질환, 근육의 통증을 검사를 통해 알 수 있다.

⑤ 시술 전 · 후를 비교할 수 있다.

4 적외선 검사 전 주의사항

1) 검사 전날 준비사항

① 각종 물리치료를 중단한다.

② 피부에 자극을 주는 모든 검사와 치료를 피한다.

③ 약을 복용 중인 경우에는 주치의와 상담한다.

2) 검사 당일 준비 사항

① 가벼운 목욕은 가능하나 몸에 심한 자극은 금한다.

② 화장, 연고, 파스 등을 사용하지 않는다.

③ 불가피한 경우를 제외하고는 코르셋, 보조기 등을 착용하지 않는다.

④ 액세서리(반지, 시계, 목걸이, 안경 등)를 착용하지 않는다.

⑤ 강한 햇빛에 노출을 피한다.

⑥ 자극성 음식(커피, 알코올성 음료 포함)이나 흡연을 금한다.

⑦ 측정 전 피부 마찰을 금한다.

⑧ 생리 중 검사는 피한다.

5 적외선 체열 진단학회의 진단 시 기준안

박스 4.1은 우리나라의 적외선 체열 진단학회의 진단 시 주의사항을 정리한 것이다.

박스 4.1 국내 체열 진단학회 기준안

1. 하루 전 진통제 등 약물 복용을 중지하고, 운동, 물리치료는 하지 않아야 하며, 가벼운 목욕을 하고 화장, 연고, 파스 등은 피한다.
2. 당일 측정 3시간 전 금연, 안경, 반지, 시계 등 부속품을 착용하지 않고, 의복은 헐렁한 옷을 입고 강한 햇빛에 노출을 피한다(특히 여성은 거들이나 속옷 착용 금지).
3. 측정 2시간 전 차거나 뜨거운 자극성 음식을 금하고 긴장을 푼다.
4. 측정 30분 전 검사실에 미리 도착하여 의사의 지시에 따라 측정 준비를 한다.
5. 측정실에서는 옷을 완전 탈의하고 20분간 피부온도를 실내 온도 25℃에서 적응시킨다.
6. 측정 중 자세를 고정시키고 피부를 긁거나 피부끼리 서로 닿지 않도록 한다.

6 적외선 체열 검사 질환

적외선 체열 진단 검사는 신체온도의 변화와 관련하여 다양하게 사용될 수 있다.

① 척추 및 말초신경 손상 등의 신경계 질환

② 정맥류, 심부 정맥혈전증 등의 혈관계 질환

③ 류마티스성 관절염과 같은 관절의 염증성 질환 등의 근육뼈대 질환

④ 스포츠 손상

⑤ 유방암 등 암 질환의 초기 진단 검사

⑥ 통증에 수반되는 다양한 통증증후군

⑦ 피부과 질환

⑧ 치의학, 이비인후과 및 예방 의학 등의 포괄적인 분야

7 적외선 체열촬영 분석과 소견

학자에 따라 차이가 있으나 인체의 전체 평균온도차는 0.24℃이다. 일반적으로 신체의 대칭으로 비교해서 증상이 있는 쪽과 없는 쪽이 0.5℃ 이상으로 나타나면 의미가 있다.

온도 차이가 0.5℃ 미만이더라도 증상 부위와 맞으면 양성으로 판단한다. 근육뼈대계 및 신경계 질환은 신체의 전신 및 국소 부위에 통증으로 나타나며, 통증은 다시 열로 나타난다. 열은 적외선촬영 검사 시 색깔의 차이로 나타난다. 파란색에 가까울수록 온도가 낮은 것을 의미하고, 빨간색에 가까울수록 신체의 온도가 높다는 것을 의미한다. 색에 따른 온도 기준은 검사자가 정할 수 있다.

8 질환별 적외선 검사 방법

1) 신경 질환 검사

환자의 측정 부위를 미리 노출시켜 24~26℃ 정도의 환경온도에서 15~20분간 적응시킨다. 신경 질환의 경우 특히 실내온도에 주의가 필요하다.

2) 척수 질환 검사

상반신과 다리 부분은 옷을 걸치지 않은 상태로 20분간 실온 25℃에서 순응이 필요하다. 등받이 의자에 앉아 대기하게 되면 엉덩이 등 의자 접촉면의 피부온도를 바르게 얻을 수 없다. 사지마비 환자의 경우에는 측정 시 좌우 대칭성에 유의한다.

3) 통증과 관련된 질환 검사

반드시 측정하고자 하는 부위를 대칭적으로 볼 수 있는 동일화면으로 측정하도록 한다. 기능 검사법인 통증의 객관적 진단을 용이하게 하기 위하여 체열 진단 소견과 비교하고, 초진 때의 통증 그림 차트 등을 준비해 통증과 저림을 호소하는 부위를 환자에게 그리게 하여 표시하도록 한다. 시각통증등급(Visual Analogue Scale, VAS) 등 통증을 측정하는 도구와 체열 진단상의 변화 비교는 통증 측정의 객관적 방법으로 매우 중요하다.

4) 근골격계 검사

측정 부위는 상반신, 하반신, 손가락, 발등이 있다. 필요에 따라 거리를 가깝게 확대 측정한다. 부하 방법으로는 트레드밀, 자전거 에르고미터, 아령 등이 사용되며, 냉수부하도 사용한다.

5) 대사성 질환 검사

측정 부위를 노출시켜 실온에 15~20분간 순응시킨다. 특히 겨울에 외래로 방문하는 환자의 경우, 차가운 기온에 노출되어 있으므로 실내온도에 적응성이 좋지 않기 때문에 되도록 순응시간을 충분하게 지켜서 측정하는 배려가 필요하다.

9 혈관계 진단 시 유의점

체열 진단은 이용 가치가 높은 검사법이지만 동시에 다음과 같은 점에 유의하여 진단해야 한다.

1) 정상 피부온도 분포 패턴

사지의 경우 일반적으로 좌우 대칭의 피부온도 분포를 나타낸다. 피하지방이 적은 부분인 무릎 아래의 앞정강근육군의 피부는 고온을, 뼈가 앙상한 부분이나 피하지방이 많은 부분인 무릎 등은 저온을 나타낸다. 손과 발등의 사지 말단, 특히 손가락과 발바닥 부위는 혈류량의 변화가 커서 피부온도 변동도 크다.

해부학적으로 팔다리의 먼쪽은 혈관망이 잘 발달되어 있어서 혈관수축섬유도 몸쪽보다 더 왕성하게 존재하고 있기 때문에 외부 환경의 체표온도 변화에 대한 체온 조절로 혈관운동신경을 자극하여 혈관 확장과 수축이 자주 일어나는 곳이다. 일반적으로 저온 환경에서 팔다리 먼쪽은 몸쪽과 몸통보다 더 저온이 나타나며, 고온 환경에서는 발바닥, 팔다리의 먼쪽은 비교적 고온을 나타낸다(그림 4.2).

2) 피부온도에 영향을 주는 인자

체열 진단의 소견을 진단하는 경우 박스 4.2에 나타나 있는 것처럼 피부온도에 관계하고 있다고 생각되는 각 인자를 고려할 필요가 있다. 특히 같은 증상에도 시간을 달리하여 비교할 때에 중요하다.

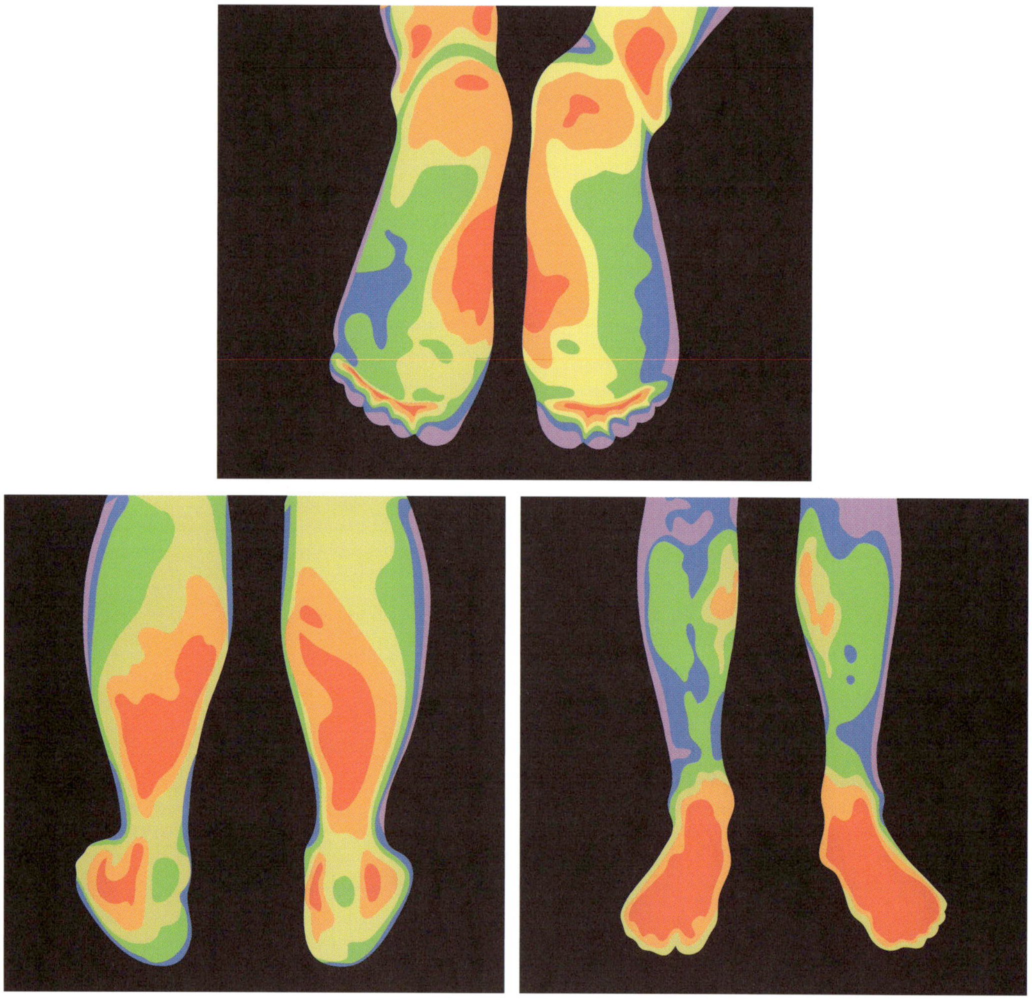

그림 4.2 발과 다리의 적외선 체열촬영 사진

박스 4.2 피부온도에 영향을 주는 여러 인자

① 혈관 운동신경의 긴장도: 하루주기, 성주기, 계절차, 성별, 연령, 개인차, 식사나 술, 약물의 영향, 정신상태 등

② 발한: 온열성 발한, 정신성 발한

③ 심부조직온도, 체온, 혈액온도, 연령, 피하지방의 두께, 대사율

10 적외선 체열촬영실 조건 및 촬영 순서

1) 촬영실 조건

촬영실의 온도는 22~25℃, 습도는 50~60%를 유지하고, 환자는 탈의 후 15~20분 정도 안정된 후에 촬영한다.

2) 촬영 순서

- 가슴 촬영
  - 전방 촬영
  - 좌 · 우면 촬영
- 안면 촬영
  - 안면과 목 전체 촬영
- 목뼈 부위 촬영
  - 가슴우리 앞 · 뒤 촬영
  - 어깨관절, 위팔, 아래팔 및 손 부위 촬영
- 등뼈 부위 촬영
  - 목뼈에서 두발선까지 상부가슴우리와 하부가슴우리 촬영
  - 가슴우리의 외측과 전방 촬영
- 허리뼈 부위 촬영
  - 양발을 30cm 벌리고 선 자세로 촬영
  - 하부가슴우리 및 몸통과 엉덩이 영역의 모든 방향에서 촬영
  - 넙다리, 다리 및 발의 모든 방향에서 촬영

11 적외선 체열 진단과 체온 변화

적외선 체열 진단장비를 이용하여 혈관의 관류와 신체온도 사이의 상관관계를 알아보면 다양한 질환을 손쉽게 진단할 수 있다. 예를 들어 발열, 발적, 통증, 기능 상실로 인한 신체 국소 부위의 발열 정도에 따라 관련 질환 및 치료 효과를 알아내는데 도움이 된다. 혈류장애가 있는 환자들은 피부온도의 감소가 나타난다. 자율신경계에 손상이 발생한 경우에는 신경지배를 받는 사지에서 주위 온도가 22℃일 때를 기준으로, 5~6℃까지 감소하는 것을 볼 수 있다. 정상 상태에서는 좌 · 우, 상 · 하반신에 높은 대칭성을 유지한다. 하지만 말초신경이 손상되는 것과 같은 특정한 질환이 발생하면 손상된 부위의 온도 감소가 분명하게 나타난다.

적외선 체열촬영 검사 시 신체의 고온변화는 교감신경섬유의 기능 상실, 피부혈관의 수용기 폐쇄가 나타난다. 저온변화는 교감신경섬유의 기능 상승, 피부혈관 수용기의 민감성이 증가한다. 냉점은 교감신경의 활성화, 말초교감신경의 직접적인 자극, 말초혈관에서 노르에피네피린의 재흡수장애 및 발한 등에 의해 발생한다. 온점은 히스타민, 물질P의 분비, 교감신경의 손상, 교감신경을 억제하는 하행로의 활성화, 기계적 자극이나 방사 또는 감염 등에 의해 발생한다.

적외선 체열 진단 시 나타는 신체의 발열감과 냉감은 특정 질환을 진단하는 데 유용하다. 그러므로 체표의 발열감과 냉감을 객관적으로 측정하는 것은 신체의 생리적 특성과 함께 병적 상태를 파악하는데 유용한 수단이 된다. 그러나 인체의 피부온도 분포는 대뇌의 시상 조절, 척수의 반사 조절, 국소 혈류 조절 등과 같이 여러 단계의 조절인자가 복합적으로 작용하여 최종적으로 나타난 결과이다. 그러므로 피부온도의 변화만 가지고 특정 요인에 의해 야기되었다고 단정지을 수는 없다.

S1 신경손상 열 패턴의 전형적인 형태는 발바닥 바깥쪽에 온도 차이가 나타난다. 오른쪽 발바닥의 바깥쪽은 온도가 감소하는, 즉 대칭적인 온도의 균형이 깨진 모습을 관찰할 수 있다(그림 4.2).

12 적외선 체열촬영 사례

1) 동맥경화성 폐색 Arteriosclerotic obliterances

- 증상: 왼쪽 다리의 급성 따끔거림 및 파행, 무겁고 찌르는 듯한 통증
- 병력: 3년 전 당뇨병 진단을 받은 이후 인슐린 치료
- 질병 기간: 6개월 전부터 무릎 통증 및 발목 통증
- 기타: 열화상 촬영 후 CT 혈관조영술, OP 판정
- OP: 대동맥-왼쪽. 대퇴 A. 우회 왼쪽 슬와-개미. 경골 A 우회동측 대복재정맥
- 수술 1개월 후 파행 및 저림 통증 개선-도수근력검사 향상-체온변화 감소
  - pre-op: 왼쪽 다리의 저체온증, 동맥폐쇄로 인한 낮은 체온
  - post-op: 수술 후 체온 상승

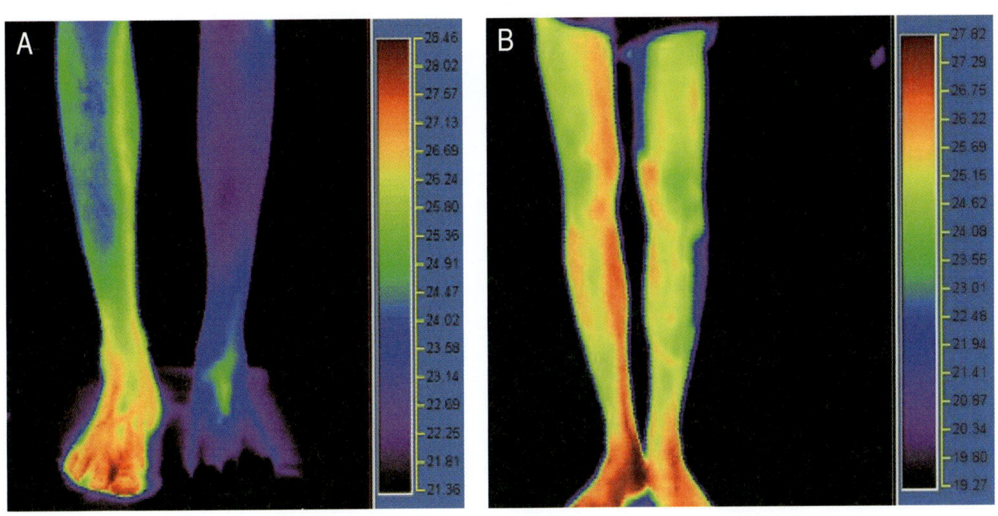

그림 4.3 동맥경화성 폐색 수술 중재 전-후 적외선 체열촬영. A: pre-op, B: post-op

2) 복합 부위 통증증후군 Complex regional pain syndrome

- 증상: 찌르는 듯한, 타는 듯한 통증. 손 사용이 어려움
- 기간: 온도는 지속기간 동안 급격히 감소
  - 급성기 – 1개월
  - 만성기 – 5년 이후
  - 만성기 손상 7년 후

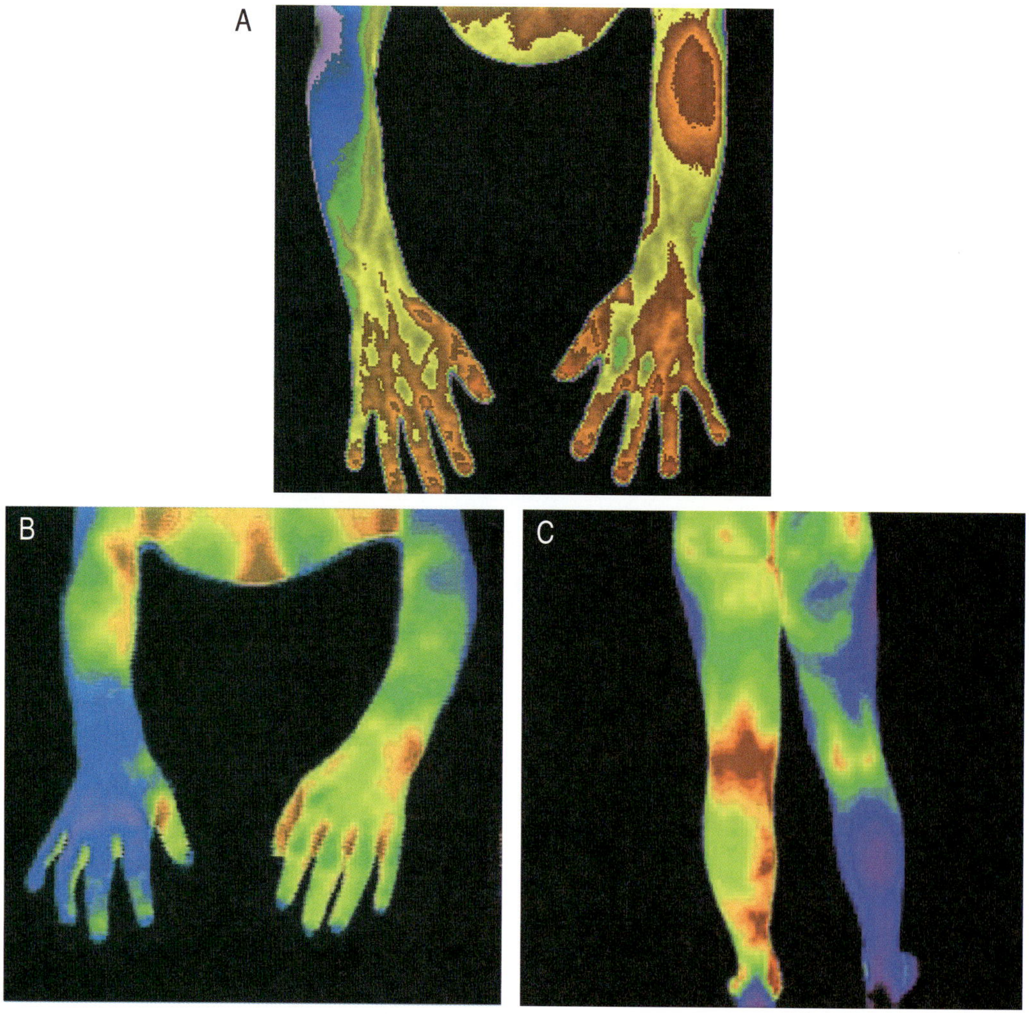

그림 4.4 복합 부위 통증증후군 환자의 적외선 체열촬영
A: 급성기 – 1개월, B: 만성기 – 5년 이후, C: 만성기 손상 7년 후

3) 손목굴증후군 Carpal tunnel syndrome

- 증상: 양쪽 손가락의 지속적인 감각이상(오른쪽 < 왼쪽)
- 질병 기간: 1년 전에 발병

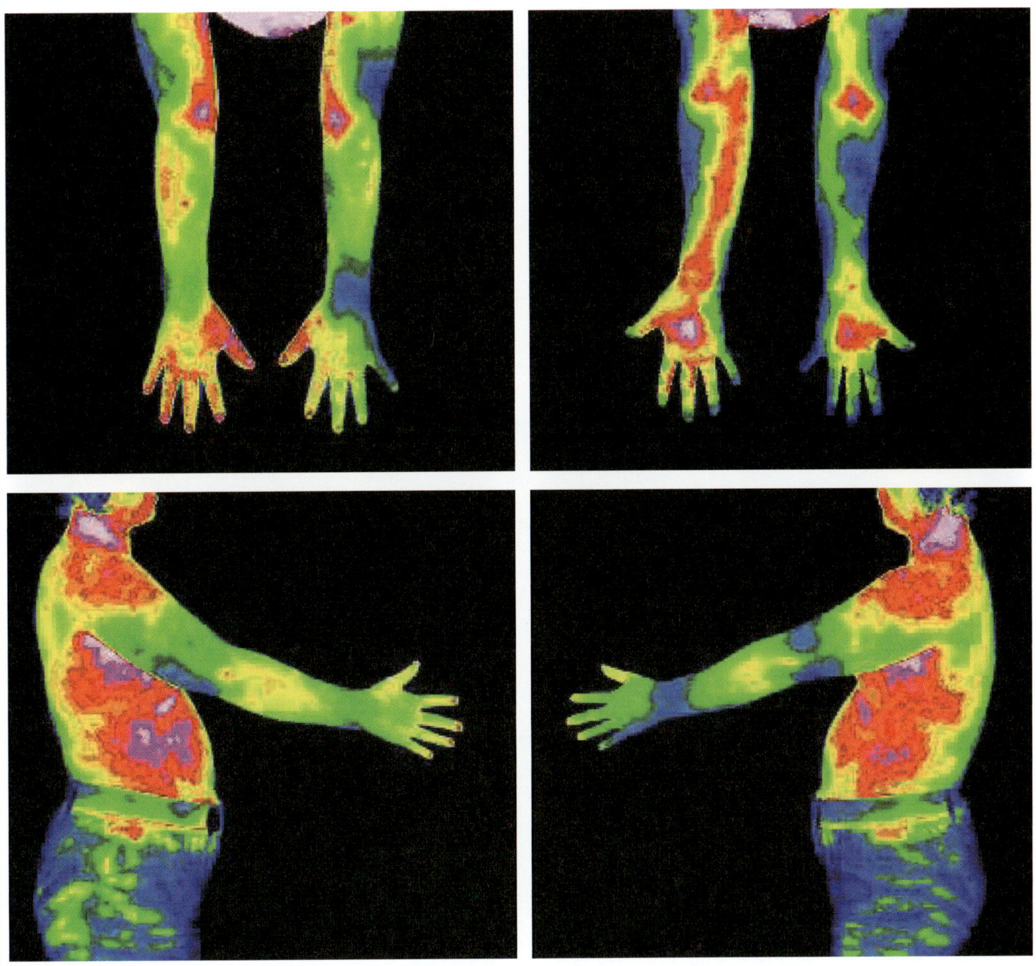

그림 4.5 손목굴증후군 환자의 적외선 체열촬영

4) 얼굴신경 마비 Facial palsy

- 증상: 한쪽 근육을 마음대로 움직이지 못하고, 얼굴에 마비가 있음

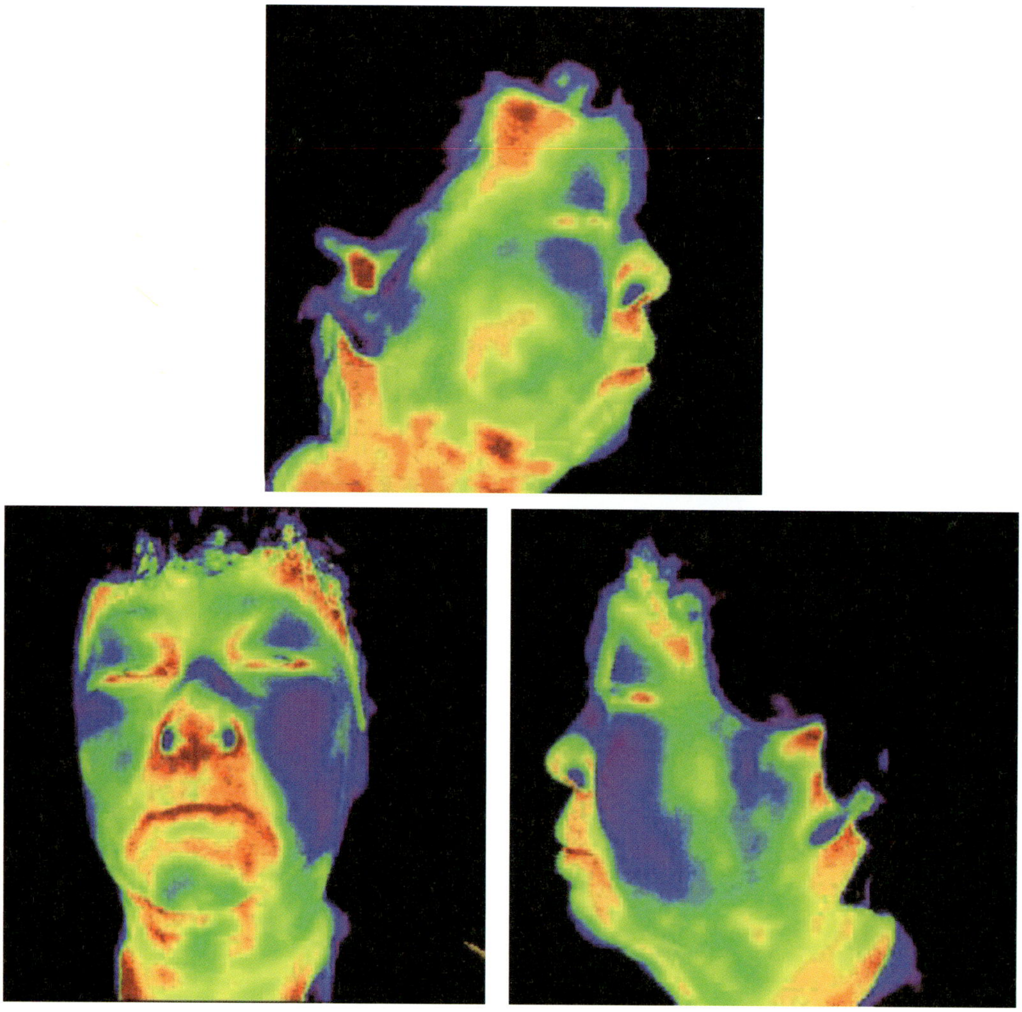

그림 4.6 얼굴신경 마비 환자의 적외선 체열촬영

5) 통풍 Gout

- 통증 부위: 왼쪽 엄지발가락
- 질병 기간: 10일
- 증상: 매우 심한 통증과 부종

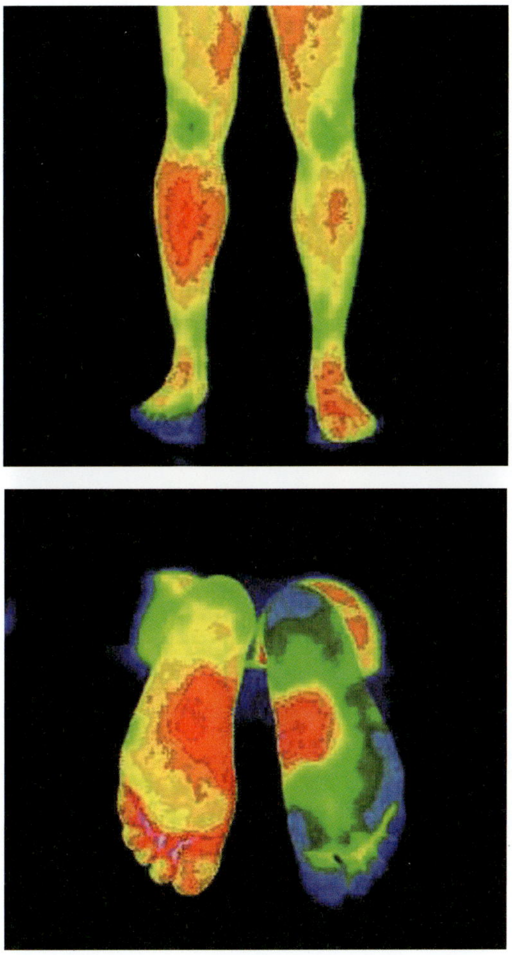

그림 4.7 통증 환자의 적외선 체열촬영

6) 목뼈 추간판탈출증 Herniate cervical disc

- 통증 부위: 왼쪽 위팔, 목
- 질병 기간: 2개월
- 통증 양상: 목 경직, 왼쪽 위팔 부위의 감각이상 및 마비 증상

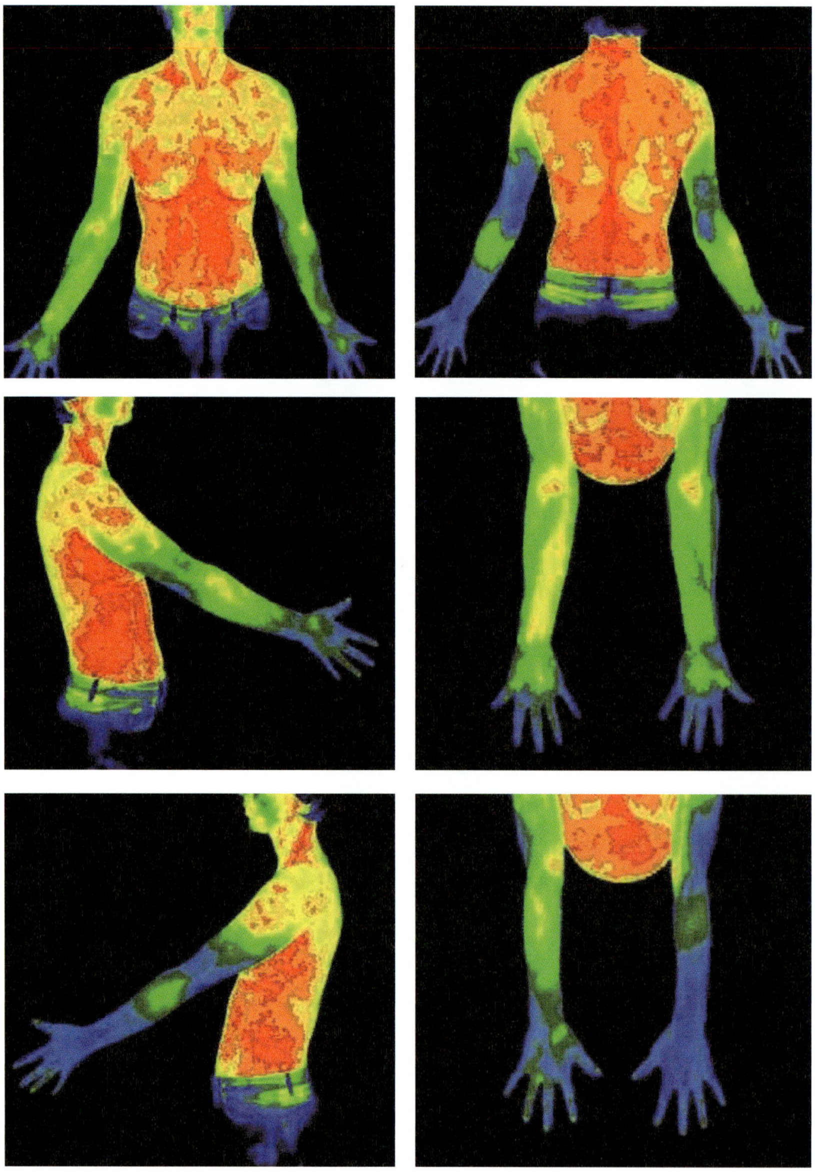

그림 4.8 목뼈 추간판탈출증 환자의 적외선 체열촬영

7) 대상포진 – 급성기 Herpes zoster–acute

- 증상: 몸통 오른쪽의 타는 듯한 감각
- 질병 기간: 3일
- 통증 양상: 통증과 피부 병변

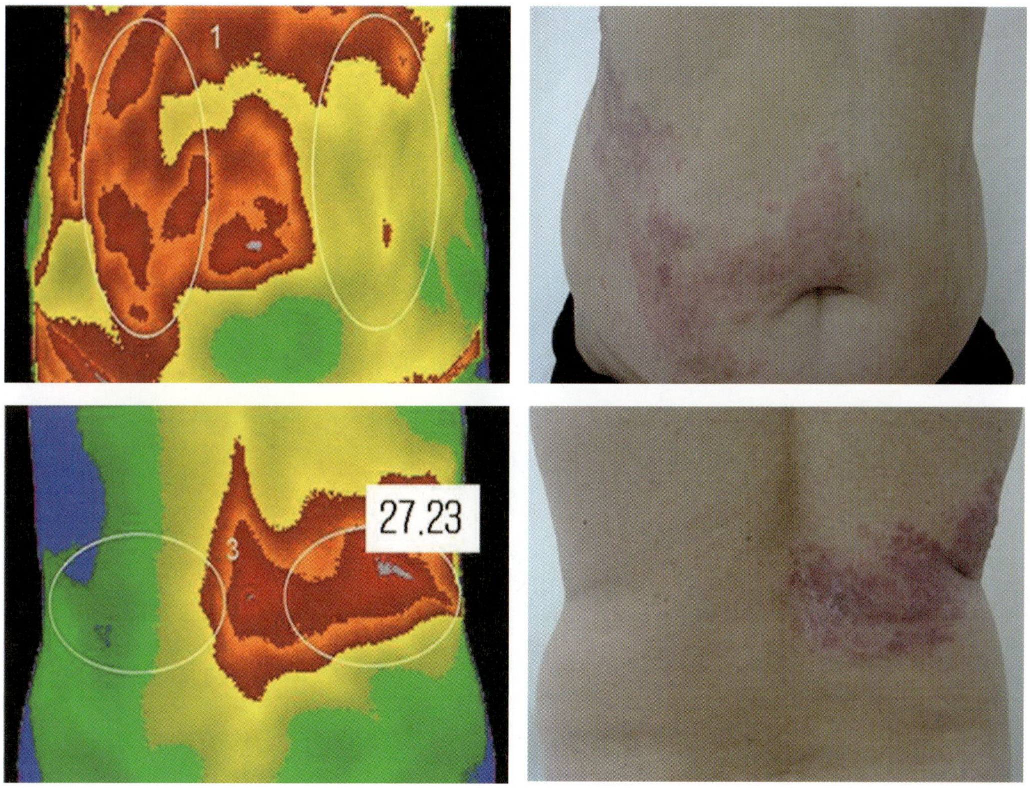

그림 4.9 대상포진 환자의 적외선 체열촬영

8) L5.S1 추간판탈출증 Herniated Nucleus Pulposus L5.S1

- 통증 부위: 허리, 오른쪽 다리
- 질병 기간: 10일
- 통증 양상: 허리쪽의 무거운 통증, 다리 부위의 무감각 또는 마비

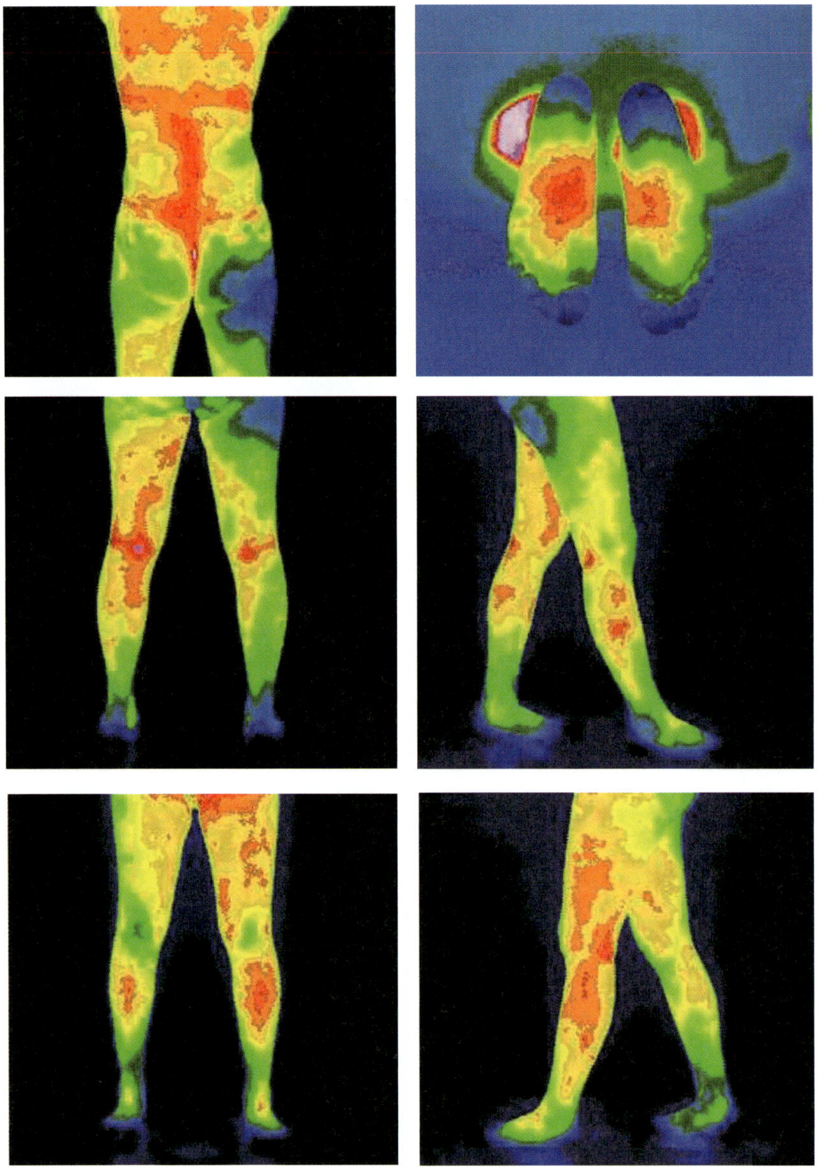

그림 4.10 L5.S1 추간판탈출증 환자의 적외선 체열촬영

9) 무릎 골관절염 Osteoarthritis

- 통증 부위: 오른쪽 무릎
- 질병 양상: 만성
- 증상: 날카로운 통증

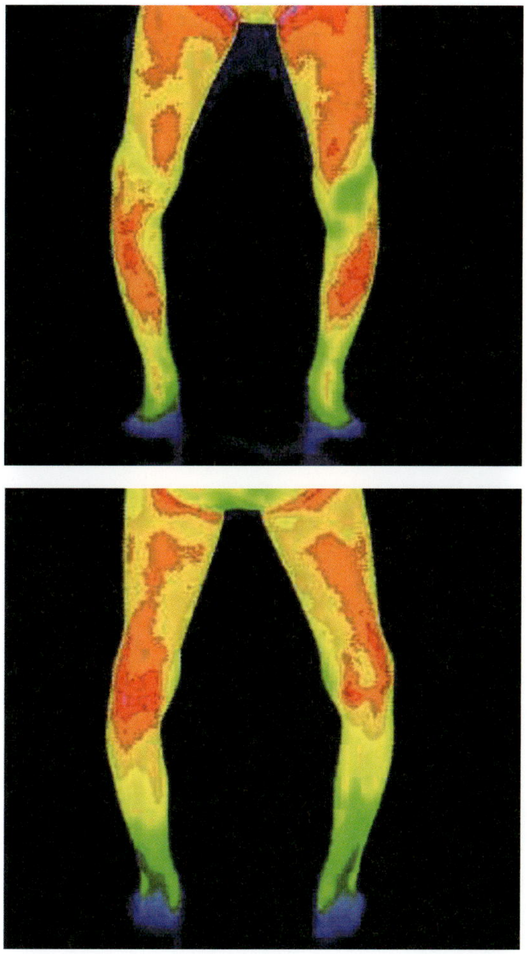

그림 4.11 무릎 골관절염 환자의 적외선 체열촬영

10) 척추관협착증 Spinal stenosis

- 통증 부위: 허리, 양쪽 다리(오른쪽 > 왼쪽)
- 질병 기간: 6개월
- 통증 양상: 통증으로 5분 동안 걸음이 어려움, 감각이상과 팽팽함

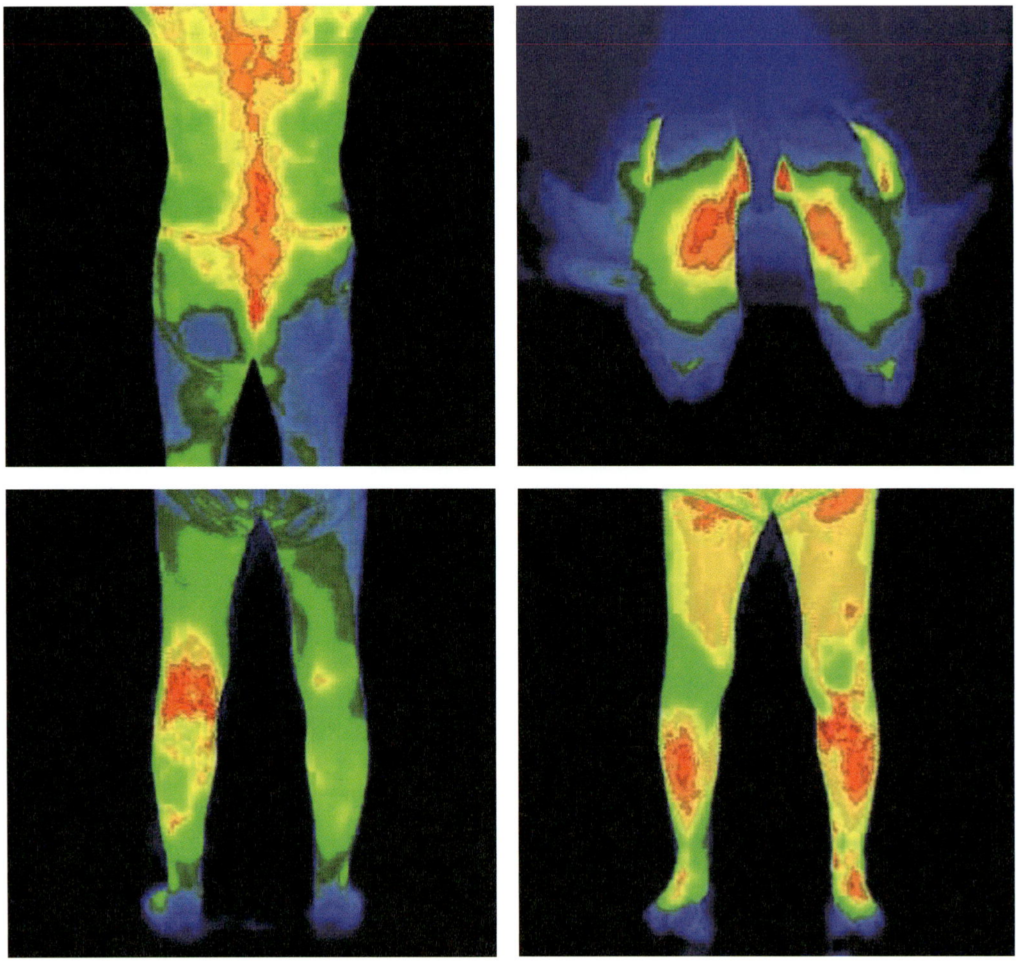

그림 4.12 척추관협착증 환자의 적외선 체열촬영

용어정리

적외선 체열 측정기(DITI) 인체에서 자연적으로 방출되는 적외선을 감지하여 신체의 질병을 진단

절대온도(absolute temperature) 분자운동이 정지하여 운동에너지가 0이 될 때의 온도를 0K(−273℃)로 삼은 온도로, 켈빈온도 혹은 열역학적 온도

앞시상하부(anterior hypothalamic) 온열중추로 더위를 지각하는 기관

뒤시상하부(posterior hypothalamic) 한냉중추로 추위를 지각하는 기관

시각통증등급(visual analogue scale, VAS) 주관적으로 느끼는 환자의 통증 강도를 0~10까지 눈금 위에 표시하도록 하여 동일 환자의 통증 변화를 파악하는 방법

물질P(substance P) 통증 유발물질이며, 혈압 강화, 평활근의 수축, 타액분비의 촉진 등의 생리작용

노르에프네프린(norepinephrine) 말초혈관을 수축시켜 혈압을 상승시키는 작용과 교감신경계를 자극하여 혈류량 증가, 대사활동 증가 등의 효과

단원정리

1. 피부 표면에서 자연적으로 방출하는 미세한 적외선을 감지하여 컬러 영상화하고, 이를 통하여 신체의 통증 부위나 질병 부위를 진단하는 의료 영상 진단기기로 옳은 것은?

① MRI

② EMG

③ EEG

④ DITI

⑤ X-ray

※ 정답 및 오답 근거:

2. 체온 기준값이 37℃ 이상 올라가면 혈관을 확장시키고 발한을 일으켜 열손실을 만드는 기관은?

① 솔기핵

② 시상하부

③ 전시상하부

④ 거대세포그물핵

⑤ 후중뇌 수도관주위 회색질

※ 정답 및 오답 근거:

3. 적외선의 탐지방법에서 광자의 에너지가 물질에 전이되어 자유전자를 발생시키는 현상은?

① 광전 효과
② 열전 효과
③ 압전 효과
④ 광자 끌림 효과
⑤ 핫 일렉트론 효과

※ 정답 및 오답 근거:

4. 적외선 체열촬영 검사 시 피부온도에 영향을 주는 외적 인자로 옳은 것은?

① 발한
② 성별
③ 증발
④ 대사율
⑤ 정신상태

※ 정답 및 오답 근거:

정답: 1 ④ 2 ③ 3 ① 4 ③

참고문헌

광선치료교재 편찬위원회(2019). 광선치료학. 현문사.

박찬의 외(20156). 광선치료학. 대학서림.

Jung, J. H., Ahn, H. M., & Bae, J. R. (2016). The clinical research of low-back pain by observing of DITI focused on sides. *대한의료기공학회지*, 16(1), 78-100.

Kim, N. Y., Choi, J. Y., Kang, J. H., & Lee, H. (2010). The Comparative Study of Digital Infrared Thermal Image (DITI) on the Patients of Low Back Pain and Normal Group. ***Journal of Acupuncture Research, 27***(5), 89-96.

㈜ 메디코아 https://medi-core.com/

5

자외선치료

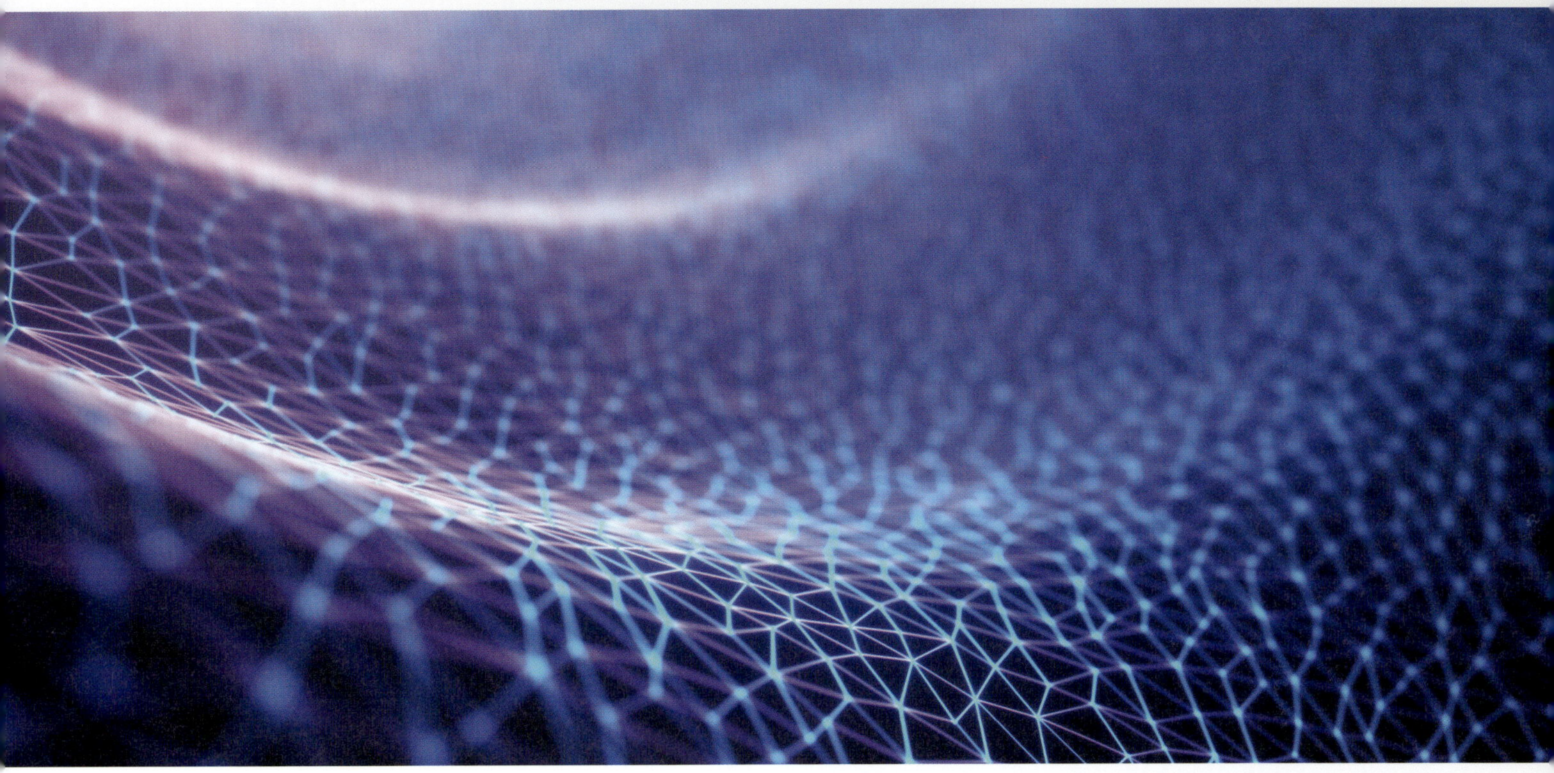

학습목표

1. 자외선의 물리적 성질을 설명할 수 있다.
2. 자외선을 파장에 따라 분류하고 특성을 설명할 수 있다.
3. 자외선의 생리적 효과와 광화학치료를 설명할 수 있다.
4. 자외선의 조사기법과 치료기구를 설명할 수 있다.
5. 자외선의 임상적 적용과 적응증, 금기증을 설명할 수 있다.

1 자외선의 물리적 성질

자외선[Ultra violet(UV) radiation]은 태양광의 스펙트럼에서 가시광선보다 짧은 파장(100~400nm)을 가지는 빛으로 비전리성 복사 형태의 전자기방사선이다. 자외선은 주로 살균 작용에 적용되나 피부 손상의 원인이 되기도 한다. 태양광 스펙트럼에서 방사선의 생물학적 효과는 파장에 따라 매우 다양하다. 자외선은 파장에 따라 UVA(320~400nm), UVB(280~320nm), UVC(100~280nm)로 나뉜다. UVA는 오존층에 흡수되지 않으며 적은 에너지양으로 피부를 빨갛게 만드는 등 작용을 하지만 오래 노출될 경우 피부암 발생의 가능성이 있고, 많은 물질에서 형광을 발생시키는 장파 UV라고도 알려져 있다. UVB는 중파 UV로, 대부분 오존층에 흡수되지만 일부가 지표에 도달하면 색소에 화학 변화를 일으켜 피부 홍반(erythema)을 가장 많이 발생시킨다. UVC는 살균성을 가지는 단파 UV로 대부분 성층권의 오존층에 흡수되지만 염색체 변이와 단세포 유기물을 죽이는 등 해로운 영향을 끼친다.

자외선의 물리적 성질을 이용하여 특정 파장 범위의 UV 방사선으로 치료에 적용할 수 있으며, 방사선 파장, 피부 도달 강도, 침투 깊이에 의해 생리적 효과가 달라진다. 자외선의 강도는 치료램프의

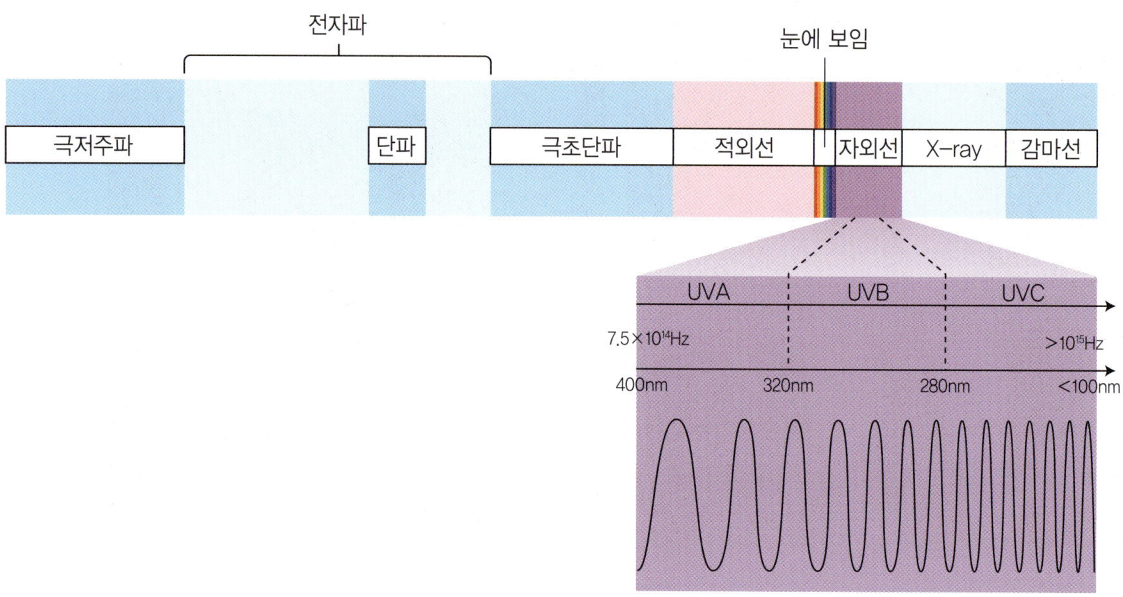

그림 5.1 자외선 대역과 종류

출력, 환자와 램프 간 거리, 조직과 방사선 입사각에 영향을 받는다. 환자와 가까울 때, 방사선 빔이 조직에 수직일 때 강도가 가장 크다. 자외선의 조직 침투 깊이는 방사선 강도, 방사선 파장과 힘, 조직 크기, 조직의 두께와 색소침착 등에 영향을 받는다. 침투된 자외선은 피부 조직 최대 2mm까지 침투하며, 상피와 표피, 진피의 세포에 의해 흡수된다. 자외선 흡수에 의해 발생되는 효과는 주로 국소적이지만 많은 용량으로 넓은 부위에 치료하였을 때는 전신효과도 가져올 수 있다. 자외선 분류에 따라 가장 높은 강도와 가장 긴 파장을 가진 UVA는 가장 멀리 침투하여 수 mm의 피부에 도달하는 반면, UVB와 UVC는 깊게 침투하지 않고 거의 표면 표피층에 흡수된다. 자외선은 공기 중보다 생물학적 조직에서 조금 더 강하게 흡수되며 반사, 굴절, 흡수 등 다른 전자기방사선과 비슷한 물리적 특성을 가진다. 또한 가시광선보다 훨씬 많은 에너지를 전달하고 흡수된 부위에서 직접 열 발생이 아닌 비열적 메커니즘에 따른 화학적 변화의 생리적 효과를 가져온다(그림 5.1).

2 자외선의 효과

인체가 자외선에 노출되면 피부 홍반, 색소침착(그을림), 표피증식(상피 각질화), 살균효과, 비타민 D 합성, 대내성 효과 등이 발생한다. 피부조직의 전자기방사선 에너지 흡수는 세포조직의 사멸, 생성, 이동과 면역체계에 영향을 준다.

1) 홍반

표면의 피부혈관 확장으로 인한 히스타민 방출로 피부의 붉어짐 또는 발적이 가장 일반적으로 나타난다. 홍반은 솔라렌(psoralen)의 민감성이 없는 UVB 노출에 의해 생성된다. 피부의 민감도는 UVB가 UVA보다 100~1,000배 더 높다. 자외선 노출에 따른 홍반 생성의 기전은 아직 알려져 있지 않지만, 피부혈관을 확장시키는 프로스타글라딘 방출 및 자외선에 의한 DNA 손상과 관련이 있을 수 있다. 이러한 홍반 발생의 잠재성이 자외선 노출의 강도와 시간을 제한하는 주요 요소로 작용한다.

자외선 노출 후에는 즉시 홍반이 발생하긴 하지만, 일반적으로 노출 후 홍반의 발생은 2~4시간의 잠복기를 가진다. 자외선으로 유도된 홍반은 노출 후 8~24시간 동안 최대 강도에 이르지만, 완전하게 소멸되기까지는 며칠이 걸린다. 환자마다 자외선에 반응하는 홍반의 정도가 다양하기 때문에 자외선치료를 시작하기 전 환자에 대한 최소홍반용량(minimal erythemal dose, MED)을 결정해야 한다. MED와 치료 용량을 결정하는 방법은 뒷부분 자외선 조사기법에 자세히 설명되어 있다(그림 5.2).

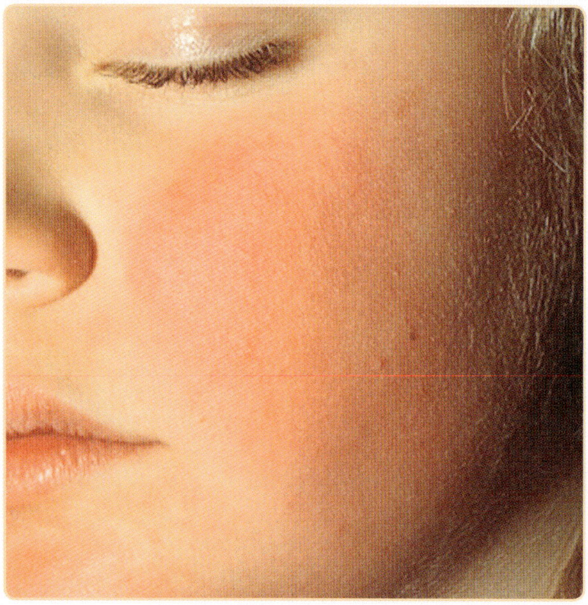

그림 5.2 홍반반응

2) 색소침착(그을림)

피부의 색소침착(그을림)은 자외선 노출에 의한 멜라닌세포의 생성 증가와 이동 등 피부 내 산화의 결과이다. 멜라닌세포는 자외선을 흡수해 피부 속으로 침투하지 않도록 막아 피부를 보호하는 기능을 한다.

3) 표피증식(상피 각질화)

피부에 자외선이 반복적으로 노출되면 피부 수분량이 감소하면서 표피와 각질층이 두꺼워지는 결과를 초래한다. 이러한 각질화 과정은 프로스타글란딘 전구체의 방출로 인해 표피세포에 의한 DNA 합성이 증가하고, 상피세포의 전환 및 세포 과형성으로 굳은 살을 형성하여 피부를 보호하게 한다. UVB 노출로 가장 뚜렷하게 나타나며 자외선 노출에 대한 보호반응이지만 각질화로 피부가 거칠어지고 피부노화가 촉진된다.

4) 살균효과

자외선에 의한 살균효과는 세균과 병원균을 제거하는데 사용되며, 조사받는 세균에 내성을 주지 않는다. 특히 UVC에서 살균효과가 높다. 일반적인 치료는 욕창, 개방성 상처 등 세균 수를 감소시키고 상처 치유를 향상시킨다.

5) 비타민D 합성

최근 비타민D가 다양한 의학적 상태를 치료하고 예방할 수 있다는 가능성에 대한 관심이 높아짐에 따라 예전부터 알려진 혈청 칼슘 수치와 골밀도 유지 효과 외에 세포 기능뿐만 아니라 내분비계, 면역체계에 대한 치료적 효과를 기대하게 되었다. 비타민D는 햇빛을 받아 대부분 피부에서 합성되며, 음식을 통해서는 적은 양만이 생성된다. 최근 야외활동 시 자외선 차단 노력에 따라 비타민D의 결핍이 심각한 것으로 나타나는데, 자외선을 통한 비타민D 합성은 섭취한 프로비타민D를 활성비타민D로 전환시켜 준다. 비타민D의 합성을 촉진시키기 위해서는 광범위한 부위에 피부가 조사되어야 하고 자외선 광원의 적절한 양이 조사되어야 한다.

6) 면역체계의 영향

자외선 분류에 따라 면역체계에 영향을 준다. 특히 UVB 조사 시 조직 접촉 민감도를 감소시키고, 림프구의 순환 분포를 변화시키며 비만세포를 자극하여 탈과립현상과 혈관 확장을 통한 두드러기 증상이 나타난다. 또한 UVA로 신체의 넓은 부위를 조사할 시 혈액, 림프 속 생물학적 기능 변화에 따라 생체방어기전의 중요한 역할과 신체 감염에 대한 저항력을 증진시키며, 이는 피부경화증 치료에서 PUVA(Psoralen with UVA)의 치료적 효과를 가져온다. 이러한 효과는 적은 용량의 조사는 면역반응을 억제하고 많은 용량의 조사는 면역 반응을 활성화시킨다.

3 자외선의 생성

임상적으로 사용되는 치료용 자외선은 일반적으로 수은증기와 같은 가스를 통한 전류의 흐름에 의해 인위적으로 발생된다. 대기 중에 수은증기가 포함된 수은증기등에서 UVA, UVB와 UVC로 몇 개의 각 파장으로 방출된다. 수은원자는 램프관의 전극 사이를 따라 전자의 흐름에 의한 충돌로 전류가 생성된다. 이 가열된 전자는 수은원자 내의 전자 상태로 돌아가고, 그 과정에서 에너지를 방출하면서 자외선, 가시광선, 적외선의 방사선 형태로 흡수된다. 방출된 방사선의 스펙트럼은 수은원자의 특성이 있는 전자변이에 상응하여 제한된 수의 불연속적 파장 형태의 스펙트럼선으로 구성된다(그림

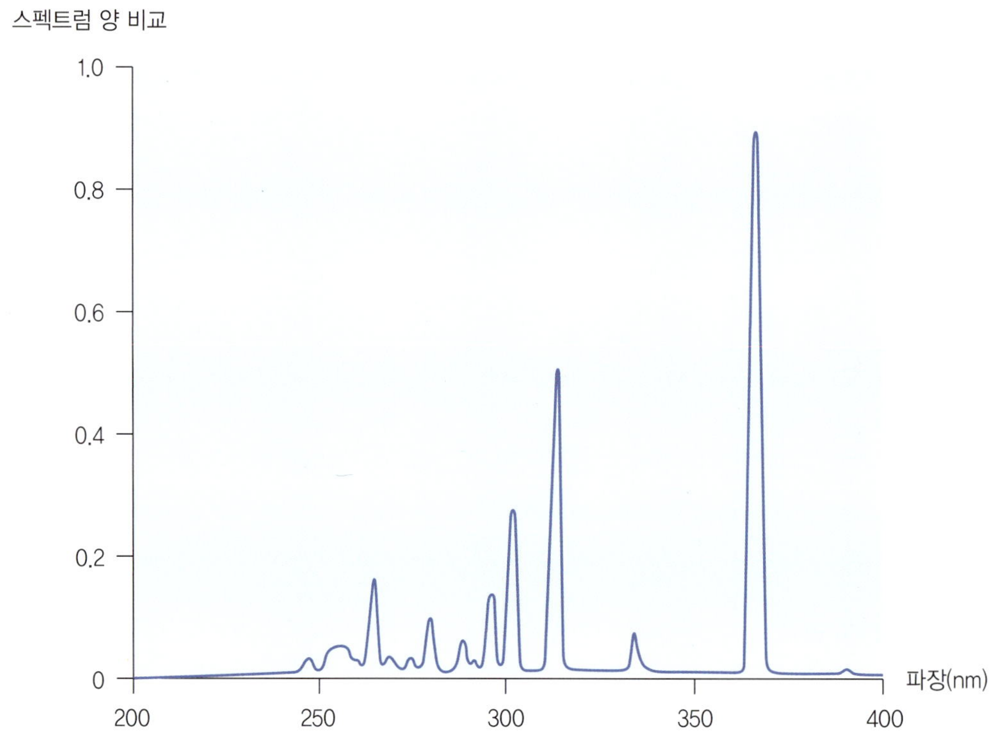

그림 5.3 중-압력 수은 아크램프의 자외선 스펙트럼 전력 분포

그래프는 각 파장에서 방출되는 방사선의 강도를 보여준다.
수은램프로부터 자외선 영역 내에 현저하게 나타나는 파장은 254, 256, 280, 297, 302, 313과 365nm이다.

5.3).

스펙트럼에서 다른 파장 사이의 상대적인 강도는 수은증기의 다양한 압력과 약간의 금속 할로겐 첨가에 의해 영향을 받으며 램프를 감싸는 석영이나 특별한 유리물질로 여과된다. 자외선을 생성하는 다른 방법으로는 형광램프나 형광튜브에 의한 것이 있다. 형광램프는 유리 튜브 안쪽을 형광체로 코팅한 저압력 수은증기램프이다. 이는 253.7nm의 파장에서 현저한 스펙트럼선이 있으며, 형광체에 의해 효과적으로 흡수된다. 또한 형광 현상에 의해 좀 더 긴 파장의 방사선이 재방출되기도 한다. 형광 방사선의 파장 범위는 형광물질의 화학적 특성에 기여한다. 형광램프는 전원 스위치를 켜고 1분 이내에 최고의 출력에 도달하고, 약 25℃의 대기에서 최대 출력을 산출한다. 기온이 상승하면, 출력은 감소하고, 이것은 많은 형광램프가 근접하게 밀집되어 있는 공간에서는 적용에 영향을 줄 수 있다.

자외선의 출력은 시간이 갈수록 저하된다. 모든 램프에는 방사선 출력이 갈수록 상당히 감소하는 러닝인(running-in) 시간이 있다. 형광램프의 수명은 약 100시간이지만, 중-고압력(medium- and high-pressure) 램프는 약 20시간으로 짧다. 대부분 자외선램프의 유효기간은 50~100시간이다. 그 이후로는 출력이 러닝인의 끝부분에서 80% 정도로 떨어진다. 중-고압력 램프의 자외선 출력은 눈에 보이는 광선에서의 출력보다 좀 더 급속하게 저하한다.

인체에 적용하는 자외선등 방사는 단위면적당 출력 전력으로 설명할 수 있으며, 광도계 장치를 통해 자외선등의 방사와 파장 출력 모두 정량화할 수 있다. 또한 자외선 생성과 측정을 통한 생리학적 효과를 고려할 수 있다.

4 자외선의 임상 적용

치료용 자외선은 20세기 초 UV 방사선을 이용한 피부결핵치료로 노벨상을 받은 것을 시작으로 건선, 아토피 피부염, 여드름, 탈모 등 피부 질환 치료에 많이 적용되다가 항생제 등 약물의 등장으로 감소하였다. 이제는 주로 건선과 기타 피부과 질환을 치료하는데 이용되며, 이러한 치료적 접근은 다양한 피부과 약물 및 국소 의약품과 함께 적용될 수 있다. 피부 물리치료의 접근으로 특히 만성 상처의 치료, 조직 치유에 적용하며, UVA, UVB, 단독 또는 다양한 국소 약물과 함께 또는 PUVA를 사용한 광화학치료로 습진, 건선, 백반증, 두드러기, 피부 T세포림프종, 색소두드러기 등 다양한 광과민 질환에 사용된다. 여기에서는 대표적인 자외선에 대한 임상 적응증인 건선과 기타 피부과 질환에 대한 자외선치료 및 광화학치료에 대해 설명한다(그림 5.4).

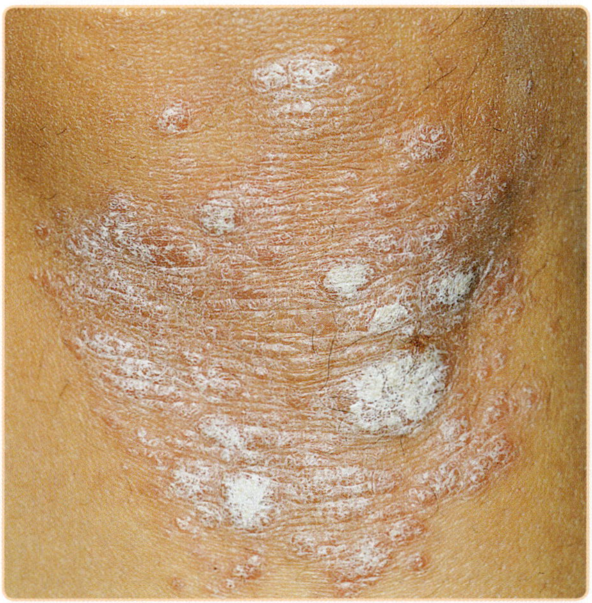

그림 5.4 건선 반점

1) 광화학치료

앞서 광의학 부분에서 광선치료는 자외선 중 UVA로 조사하는 것을 의미하는데, 광화학치료는 광감수성 약물인 솔라렌(Psoralen)과 UVA를 혼합 사용하여 치료하는 것으로 솔라렌 광화학치료, PUVA 치료라고 한다. PUVA 치료는 광감수성 약물인 솔라렌을 도포한 후에 장파자외선 UVA를 혼합하는데 오늘날 건선 환자에게 많이 사용된다. 수많은 연구에 따르면, 건선을 자외선만으로 치료하거나 광감수성 약물과 함께 치료할 때 많은 효과를 보였다고 한다. 건선은 UVA에 의해 활성화되면 인접한 DNA 가닥 사이에 교차결합이 형성되어 세포 복제를 방해하고, 건선의 과도한 세포 증식 억제, 각질세포 유사분열 억제 및 사멸 유도, 염증을 일으키는 시토카인 경로 억제 등과 솔라렌으로 건선 반점의 발생을 감소시킨다. 그러나 높은 자외선 수준과 솔라렌 과용으로 표피 색소침착과 증식, 면역 억제, 자유라디칼 방출로 인한 세포막과 구조의 손상, 생물학적 돌연변이 위험 발생률, 발암성 등 다양한 부작용이 있다.

(1) 기구

PUVA 치료에 사용하는 기구들은 PUVA 장비 혹은 캐비닛 속에서 치료가 이루어진다. 대부분 사용하는 heraktin 터널형은 환자를 눕혀서 치료하는 방법이고, 수직 캐비닛형은 환자를 세워서 치료한다.

PUVA의 홍반은 일광화상 또는 단독 UVB에 의해 생성되는 것과는 다르다. 효과는 24~36시간, 최대 정점은 72~96시간 또는 이후에 나타난다.

(2) 용량

치료 용량은 일반적으로 E_1(MPD 또는 MED) 수준으로 감각 수준의 완전한 피부 홍반이 특징이며, 홍반검사 동안 적당한 용량으로 노출된 영역에서 일어난다.

여러 주 동안 매주 간격을 두고 용량을 점진적으로 증가시키면서 치료는 일주일에 두 번 실시한다.

(3) 국소 적용 Topical psoralen applications

작은 건선 부위 또는 저항성이 있는 부분에 국소적으로 8-methoxypsoralen이 적용된다. 전신 적용에 비해 국소적 적용은 자외선 용량이 적게 필요한데, 국소 적용으로 피부 속 약물의 농도가 집중되기 때문이다.

(4) 전신 적용 Systemic psoralens applications

환자는 자외선에 노출되기 1~3시간 전에 8-methoxypsoralen을 복용한다. 약물을 복용한 시간부터 관찰 후 8시간까지 주어진 회색이나 녹색 안경을 착용하지 않아도 된다. 아울러 섭취 후 8시간 동안 태양에 노출되지 않도록 주의가 필요하다.

최근에는 UVA를 대신하여 UVB(311~313nm)의 좁은 파장을 사용한다. 왜냐하면 UVB가 값싸고 매우 실용적이기 때문이다. UVB는 임산부, 어린이에게 사용할 수 있고, UVA보다 발암성이 적으며, 광감수성 약물인 솔라렌을 필요치 않으므로 치료 후 눈 보호가 필요하지 않는 등 여러 가지 장점을 가지고 있다. 건선은 구강 또는 PUVA와 함께 투여되는 UVA에 가장 많이 반응하지만 UVB, 협대역 표적 UVB에도 많이 반응하며, UVA의 부작용인 각질세포암 등의 위험을 가지지 않는 것으로 나타났다. 협대역 UVB는 광대역 UVB 치료보다 건선 반점 제거에 효과적인 것으로 알려졌다. PUVA 치료와 비교했을 때 건선 반점을 제거하는데 가장 효과적이지만, 반점 제거 지속시간은 길지 않다고 보고되었다. 환자의 건선 상태에 따라 PUVA 치료 대신 협대역 UVB를 사용할 수도 있다.

5 자외선의 조사기법

자외선 조사는 자외선 용량에 따른 홍반반응을 기초로 한다. 자외선반응의 강도에 따라 홍반반응의 등급이 분류되는데 정상 피부에서 볼 수 있는 등급별 특성은 다음과 같다.

- 역치하용량(E): 피부에서 홍반의 흔적을 전혀 발견할 수 없는 무반응의 경우이다.
- 최소홍반용량(1도 홍반용량)(E_1): 피부에 홍반이 노출된 구멍을 따라 경계가 뚜렷이 드러난 홍반(6~8시간 내에 나타나며 24시간 이내에 사라짐)을 일으키는 데 필요한 자외선 노출의 시간이다. 최소홍반용량으로 치료한다.
- 2도 홍반용량(E_2): 4~6시간 이내에 나타나며 48시간 이내에 사라지는 홍반을 일으키는데 필요한 자외선 노출의 시간이다. 이 홍반은 약한 일광화상반응과 비슷하며 약간의 불편이 느껴지는 반응이다. 이 반응은 명확한 색소침착이 나타나며 1~2주 이내에 가루 같은 표피박리가 일어난다. 최소홍반용량의 2.5배를 증가한다.
- 3도 홍반용량(E_3): 2~4시간 이내에 현저한 홍반이 나타나서 72~96시간 동안 지속되는 홍반을 일으키는 데 필요한 자외선 노출의 시간이다. 이 홍반은 심한 일광화상과 비슷하며 부종과 압통

을 수반한다. 뒤이은 색소침착과 피부박리 현상도 현저하며 피부박리는 껍질 형태로 벗겨진다. 최소홍반용량의 5배를 증가한다.

- 4도 홍반용량(E_4): 홍반이 2~4시간 이내에 나타나서 일주일 이상 지속되는 강한 홍반을 일으키는데 필요한 자외선 노출의 시간이다. 부종과 조직층 내에 액체삼출로 인한 수포가 형성된다. E_4의 반복은 피부가 벗겨진 부위에 사용될 수 있다. 최소홍반용량의 10배를 증가한다.

1) 홍반의 정도

1도 홍반은 피부의 가벼운 발적이나 경계가 명확한 홍반이다. 식별된 후 24시간 이내에 소멸되는 것이고, 2도 홍반은 1도 홍반보다 현저한 피부 발적을 보이며, 24시간 이내에 소멸되지 않고 2~3일 정도 걸린다. 3도 홍반은 피부의 부종, 압박에도 완전히 사라지지 않는 강한 발적 등의 특성을 가지며, 약 1주일 정도 지속된다. 4도 홍반은 수포 형성으로 구별된다. 그리고 피부괴사로 인해 피부가 벗겨진다. 홍반의 용량은 가시적인 반응이 나타나지 않는 노출이다. 5도 홍반이라는 용어가 때때로 사용되기도 하는데 이것은 4도 홍반을 일으키는데 필요한 용량의 2배를 나타낸다. 이때의 반응은 4도 홍반과 같은 특성을 가지나 다만 그 정도가 보다 현저하다.

2) 노출시간

노출시간이 길수록 반응은 강해진다.

- 1도 홍반을 일으키는데 소요되는 용량이 결정되면 다른 정도의 홍반을 일으키는데 소용되는 용량을 산출할 수 있다.
- 2도 홍반: 1도 홍반을 일으키는데 소요되는 노출의 2.5배
- 3도 홍반: 1도 홍반을 일으키는데 소요되는 노출의 5배
- 4도 홍반: 1도 홍반을 일으키는데 소요되는 노출의 10배
- 5도 홍반: 1도 홍반을 일으키는데 소요되는 노출의 20배
- 역치하 용량: 1도 홍반을 일으키는데 소요되는 노출의 1/2~2/3

3) 광선의 조사각도

코사인 법칙에 따라 광선은 피부에 직각으로 조사될 때 최대의 흡수작용을 일으킨다. 이 법칙의 적용으로 직각이 되지 않을 때 광선의 강도는 감소된다.

4) 환자 적용

자외선에 대한 반응은 모든 사람들한테 동일하게 적용되지 않으며, 환자에 따라 상당한 차이가 있기 때문에 치료사는 환자에게 광선 감수성에 대한 여부를 질문해야 한다.

특히 어린 아이들은 홍반반응이 쉽게 나타나지 않으며 과도한 조사 시에는 흥분과 구토 등의 전신증세가 나타나 주의를 요하지만, 적절한 용량 적용 시에는 식욕 및 체중이 증가되고, 안정과 수면이 수반된다. 2세 이하의 아이에게는 성인 용량의 절반을, 2~6세 사이의 아이에게는 성인 용량의 2/3를 사용해야 한다. 피부의 감수성은 신체 부위에 따라서도 차이가 있다. 일반적으로 노출된 부위보다는 의복으로 가려진 부위의 감수성이 높으며, 폄 부위보다는 굽힘 부위의 감수성이 더 높다. 손등은 정상 용량의 5배가 소요되고 손바닥은 15배, 발바닥은 25배가 소요된다. 점막은 피부 노출시간의 2배가 필요하다. 만일 환자가 광감수성 약물을 복용했을 경우에는 반응이 증가될 가능성이 있다.

5) 적용 기법

자외선치료 시에는 대개 환자별로 필요한 반응이 다르고 이를 얻는데 소요되는 용량이 다르기 때문에 치료 전에 용량 테스트를 해야 한다. 전신 조사를 위해 용량 테스트를 할 경우에는 비교적 넓은 부위(예: 4×4cm)를 노출시켜야 한다. 이 테스트를 실시하는 데에 복부가 가장 적합한 부위로 볼 수 있는데, 복부의 피부가 다른 부위에 비해 훨씬 민감하기 때문이다. 국소 조사를 위해 용량 테스트를 할 경우에는 2×2cm의 1/2 정도로 작은 부위에 조사할 수 있다.

테스트할 부위는 직접 환부에서 실시하는 것이 가장 좋다. 왜냐하면 피부의 감수성이 부위별로 다르기 때문이다. 예를 들면, 골관절염 부위의 치료 시에는 필요한 피부반응을 얻는 데 매우 높은 용량이 소요되기 때문에 용량 테스트로 생긴 반응이 1차 치료 시까지 남아 있을 수 있다. 이럴 때에는 반응 부위에 바셀린을 발라서 보호할 수 있다. 용량 테스트를 치료 부위에 하는 것이 부적절하다고 느낄 때는 감수성이 비슷한 다른 부위를 선정할 수도 있다(박스 5.1).

6) 적용 기록

치료를 기록하는 것은 매우 중요하다. 환자의 치료일자, 사용된 등, 노출부위, 노출시간, 환자와 등간의 거리, 조사효과와 더불어 홍반반응 및 기타 부수적인 효과 등에 대해서 치료기록부를 비치하여 기록이 유지되어야 한다. 또한 환자는 매주 체중을 측정해야 하는데, 체중의 지속적인 감소는 현재의 치료방법이 부적절함을 나타낼 수 있다.

박스 5.1 자외선의 최소홍반용량 기본 절차

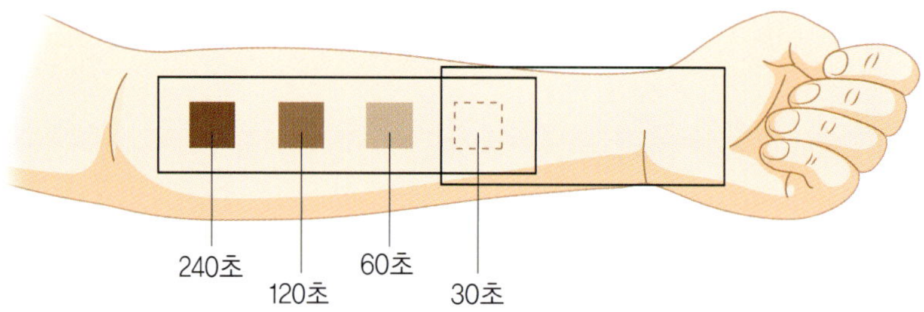

1. 모든 옷과 장신구를 제거하고 피부 부위를 선정하고 물과 비누로 세척 후 건조한다.
2. 피부 부위를 덮을 수 있는 판지를 네 개의 2×2cm 사각형 구멍으로 잘라낸다.
3. 환자와 임상가는 자외선 차단 안경을 쓴다.
4. 주변 피부는 자외선에 노출되지 않도록 하고, 4개의 구멍은 최대한 가까이 위치해 있어 등과 거리(60~80cm), 조사각도(90°)에 차이가 생기지 않게 한다.
5. 판지 안 구멍 하나만 두고 모두 덮는다.
6. 램프를 미리 최대 전력에 도달하도록 5~10분 정도 켜둔다. 형광램프는 1분 내에 사용할 수 있다.
7. 램프가 최대 전력에 도달하면 노출되는 부위에 직접적으로 조사하며 시간을 측정한다.
8. 120초 이후, 두 번째 구멍을 연다.
9. 또 다시 60초 이후, 세 번째 구멍을 연다.
10. 또 다시 30초 이후, 네 번째 구멍을 연다.
11. 또 다시 30초 이후, 램프를 끈다.
12. 총 첫 번째 구멍은 240초, 두 번째는 120초, 세 번째는 60초, 네 번째는 30초 동안 노출될 것이다. 이러한 과정은 램프에 반응하여 그을림과 화상을 입는 개인의 피부 상태에 따라 조정할 수 있다. 그을림이나 화상을 입지 않거나 거의 없는 개인은 더 긴 노출을 사용할 수 있는 반면, 약한 피부 상태나 광과민성 약물을 섭취한 사람은 더 짧은 노출을 추천한다. 홍반용량의 민감도 테스트의 정확성을 증가시키기 위해 노출 사이에 짧은 시간 차이로 더 많은 구멍을 사용할 수 있다.
13. 노출 이후 4일 동안 환자를 관찰해야 한다. 8시간 내에 피부의 약한 발적이 보이고 24시간 내에 사라지는 부위는 MED로 치료한다.

(1) 용량

- 1도 홍반: 전신치료에 사용한다.
- 2도 홍반: 신체의 20%를 치료할 때 사용한다.
- 3도 홍반: 정상 피부의 25cm^2 정도의 면적을 치료할 때 사용한다.

- 4도 홍반: 정상 피부의 50cm^2 정도의 면적을 치료할 때 사용한다.

(2) 용량 증가

피부에는 자외선의 내성이 있으므로 자외선 조사에서 용량의 증가가 필요하다. 이전 치료에서의 용량에 다음과 같은 비율로 증가하여 치료한다.

- 홍반하 용량: 이전 치료에서 12.5% 증가하여 치료한다.
- 1도 홍반: 이전 치료에서 25% 증가하여 치료한다.
- 2도 홍반: 이전 치료에서 50% 증가하여 치료한다.
- 3도 홍반: 이전 치료에서 75% 증가하여 치료한다.
- 4도 홍반: 이전 치료에서 100% 증가하여 치료한다.

(3) 조사 횟수

자외선 조사는 이전 치료로 인한 홍반이 사라질 때 다시 조사하며, 일반적으로 다음과 같이 치료한다.

- 홍반하 용량: 매일 치료한다.
- 1도 홍반: 이틀에 한 번 치료한다.
- 2도 홍반: 1주일에 두 번 치료한다.
- 3도 홍반: 2주에 한 번 치료한다.
- 4도 홍반: 극히 제한적이지만 매우 작은 부위에만 치료한다.
- 욕창과 같은 개방된 치료 부위는 홍반이 나타나지 않으면 모든 용량에서 치료할 수 있다.

6 자외선 치료기구

1) 탄소방전등 Carbon arc

탄소방전등은 두 개의 탄소봉에 전류를 흘려 서로 접촉시켜 발광을 발생하여 원자외선부터 적외선에 이르는 스펙트럼을 생산한다(그림 5.5). 탄소(카본)를 사용 및 소비하여 전극 간 전위차를 유지시켜 스파크 발생과 자동연소기전(feed mechanism)으로 사출되는 과정이다. 스펙트럼의 일정한 발생을 유지하고, 탄소봉 접근 정도에 따라 자외선 강도 조절이 일어난다. 탄소의 연소에 따라 연기가 발생

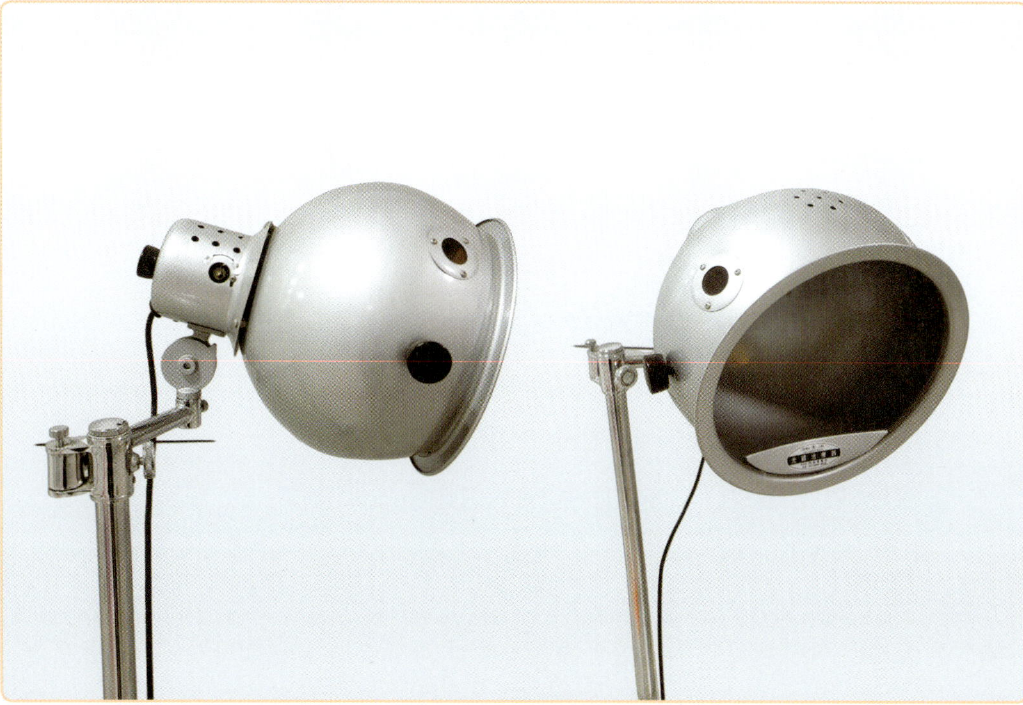

그림 5.5 탄소방전등

하지만 실내 환풍시설을 설치하면 적용이 가능하다.

- 탄소봉 두 개에 전류가 흐르는데, 전기를 통전하여 두 전극을 접촉시켜 발광되어 생기는 것을 탄소방전(carbon arc)이라 한다.
- 핵심온도는 5,000~6,000℃이고, 빛의 파장은 가시광선 380~810nm가 방사된다.
- 탄소봉은 1~52번까지 번호로 구분하며, 탄소봉의 굵기는 8mm 정도이고, 길이는 약 15cm 이다.
- 40℃ 정도의 온열이 발생되므로, 자외선이 발생되어 태양광선보다 열치료 효과가 높다.
- 탄소방전은 태양광선과 가장 비슷한 가시광선이면서도 태양광선보다 부드러운 자외선이 방출되어 인체에 부작용이 없는 이상적인 광선이다.
- 탄소방전은 조직을 활성화시키는 데에 있어 각종 원소를 탄소와 같이 태움으로써, 각 원소가 발생시키는 파장을 각 조직에 필요한 에너지로 공급 및 흡수시켜 치료적으로 중요한 의미가 있다.

(1) 방출

두 개의 탄소봉 불꽃에 의해 방출되는데, 탄소봉의 종류에 따라 차이를 보인다.

① 태양광선형(Sunshine type): 290~4,000nm; 태양빛과 비슷한 광선 방출, 현재 가장 많이 사용되고 있음

② 치료적 C형(Therapeutic C type): 200~320nm; 많은 자외선 방출

③ 치료적 E형(Therapeutic E type): 700~1,000nm; 주로 적외선 방출

(2) 광선조사법

① 조사초점: 환부 또는 통증 부위(환부가 작을 때는 집광기 사용)

② 조사시간: 원칙적으로 한 개소에 5분간 조사(약 20분 정도)

③ 조사준비: 붕대, 가제수건, 땀 그리고 바르는 연고 제거

④ 조사각도: 수평을 원칙으로 하나, 경우에 따라서 30° 정도의 상 · 하향 조사 가능

⑤ 조사거리: 온 자극이 목적이 아니기 때문에 온감을 표준으로 거리를 조사해서는 안 된다(기분이 좋을 정도). 일반적으로 20~30cm가 적당하고, 조사 부위의 온도는 40℃ 정도가 가장 알맞다.

⑥ 중환자 조사: 모든 중환자는 양쪽 발바닥을 30분~1시간 조사한 후, 2호 집광기를 사용하여 인후 좌우에 각 5분간만 조사한다.

(3) 조사반응 및 생리적 반응

① 발한

② 체온상승

③ 홍조

④ 발열 감소

⑤ 진통 작용

⑥ 세포 재생 작용

⑦ 혈압 정상화 작용

⑧ 식욕증진 작용

⑨ 소염 작용

⑩ 혈행개선 작용 및 식균 작용

(4) 집광기 사용

집광기(덮개) 사용: 1호, 2호, 3호(분출구 모양에 따름)

① 전신의 피부 질환, 화상치료 시 집광기를 부착하지 않음(양 발, 양 무릎, 복부, 허리).

② 1호 집광기: 허리 일부, 어깨, 목 뒤, 손가락, 발가락관절

③ 2호 집광기: 목, 귀, 눈, 머리, 항문, 음부

④ 3호 집광기: 국소 부위(입안, 눈꺼풀, 항문 주위, 경혈 부위)

집광기의 호수가 클수록 국소에 적용하며 열보다는 빛의 집광을 발생시킨다. 집광기의 호수가 클수록 같은 거리에서 조사량의 차이가 있다(집광기가 없는 본체 조사량은 100%를 나타내며, 집광기를 씌워 조사하면 호수가 커질수록 분출구가 작아져서 동일 양의 광선이 집광되면 배가하여 조사할 것으로 생각되지만 실제는 덮개에 흡수되어 적어진다). 1호 집광기는 60%, 2호 집광기는 40%, 3호 집광기는 20% 정도 조사된다.

(5) 탄소방전등의 장 · 단점

① 장점

- 예열이 필요 없다.
- 국소 부위 치료가 가능하다.
- 동시에 많은 사람을 치료할 수 있다.
- 열과 자외선을 동시에 적용할 수 있다.

② 단점

- 전류소모가 많다.
- 소리와 연소 시 연기가 발생한다.
- 연소 후 재가 남는다.
- 탄소봉을 자주 갈아주어야 한다.

(6) 탄소방전등 적용 시 주의사항

① 탄소봉의 교환은 전원을 끈 상태에서 한다.

② 새 탄소봉은 절반 길이에서 시작한다.

③ 홀더에서 두 개의 탄소봉 길이가 똑같게 한다(5~6cm).

④ 탄소봉등은 매일 청소한다.

⑤ 탄소봉의 불빛을 직접 눈으로 보지 않는다.

⑥ 사용 중이거나 사용 직후의 탄소봉등을 절대로 만지지 않는다(감전 및 화상).

⑦ 경우에 따라 기계 앞에 유리나 석영으로 스파크를 방지하기도 한다.

⑧ 광선조사 시 옆으로 누운 자세에서 실시하고, 특히 복부 적용 시 위에서 아래로 조사해서는 안 된다.

⑨ 탄소봉은 6cm 길이로 시작하고, 특히 3cm 이하일 때는 너무 짧으므로 조심해야 한다.

⑩ 전기를 사용하여 탄소봉을 태울 때는 기구 취급에 주의해야 한다.

⑪ 나일론 소재로 만든 옷이나 수건, 이불 등의 위에서 치료 화재 예방을 위해 피하는 것이 좋다.

⑫ 치료가 끝나면 전원 코드를 뽑아 두어야 한다.

탄소방전등의 치료적 효과는 다양하다. 자궁암, 오십견, 월경불순, 야뇨증, 소아마비, 습진, 여드름, 무좀, 백반증, 두드러기, 치질, 염좌, 류머티스관절염 등 환자의 상태에 따라 주의사항과 강도 조절을 고려해야 하며, 특히 열이 나는 환자에게 적용해선 안 된다.

2) 수은증기등 Mercury vapour lamp

수은증기등은 전기 아크가 이온화된 수은증기 공기 안에 존재하는 등으로 자외선을 만들어 내기 때문에 치료나 진단적인 광도를 측정할 때 사용한다. 최근에는 치료목적의 자외선 조사를 위해 널리 사용되며, 전자방출 형태가 압력 또는 열 발생에 따라 고압(1~10기압)인 열형 석영수은등, 중압(0.1기압)인 중온 수은등, 저압(0.001기압)인 냉형 석영수은등과 공랭식 수은증기등, 크로마이어등, 형광등으로 구분된다.

(1) 열형 석영수은등 Hot quartz ultraviolet source

열형 석영수은등은 석영자외선 광원, 버너와 반사경으로 구성되며, 반사경에는 접개가 있다. 석영관 내에 공기를 빼고 수은과 약간의 아르곤 가스가 들어가 있는 고압 석영수은등으로 265nm, 297nm, 303nm, 313nm의 높은 강도로 스펙트럼을 발생시킨다. 최소홍반용량(MED)은 30인치(약 76cm) 거리에서 15초 노출로 생성된다. 과열방지를 위해 덮개 아래에 공기순환이 되어 있으며, 급수관 또는 공기순환(크로마이어형)으로 냉각될 수 있는 공랭식으로 치료 부위의 화상 방지와 근접 사용할 수 있다는 장점이 있다(그림 5.6).

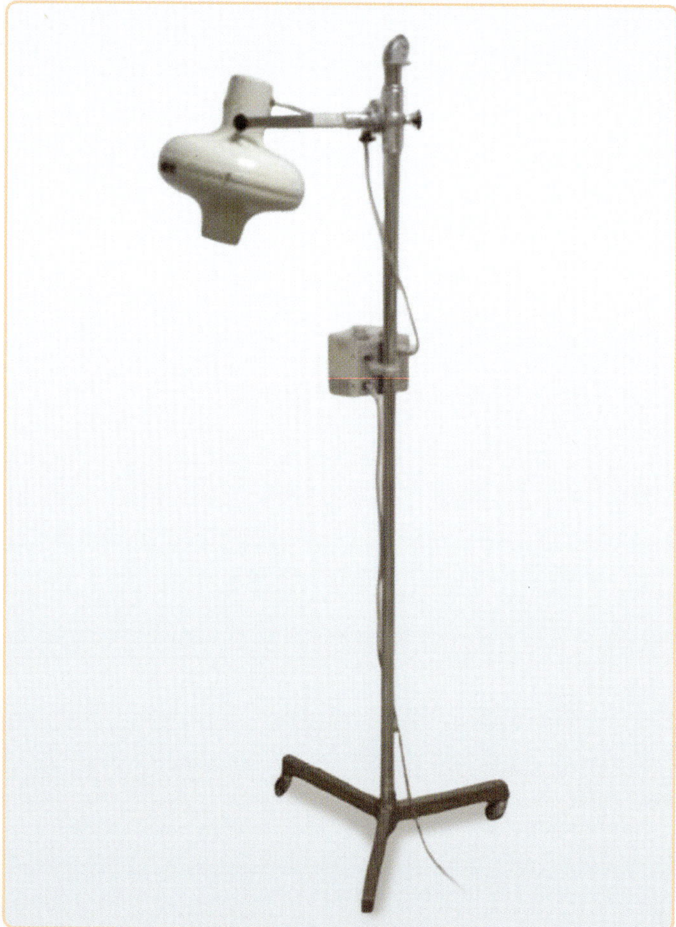

그림 5.6 열형 석영수은등

(2) 냉형 석영수은등 Cold quartz mercury lamps

냉형 석영수은등은 공랭식(air cooled)으로 좁은 석영관에 비교적 낮은 압력의 수은으로 작동되며, 아크를 점화시키기 위한 아르곤 또는 네온과 같은 가스를 포함하고 있다. 육각형의 관 모양과 알루미늄 재질의 커다란 반사경으로 되어 있으며, 자외선 사출은 대부분 254nm 수준으로, 이 단위는 홍반반응 스펙트럼 중에서 낮은 범위에 속한다. 254nm 수준의 파장을 95% 정도 방출하여 주로 살균효과용으로 사용된다. 인체 표피에 조사할 경우 색소침착이나 피부 과민반응이 많지 않아 생물학적 치료효과와 홍반반응을 일으킨다(그림 5.7).

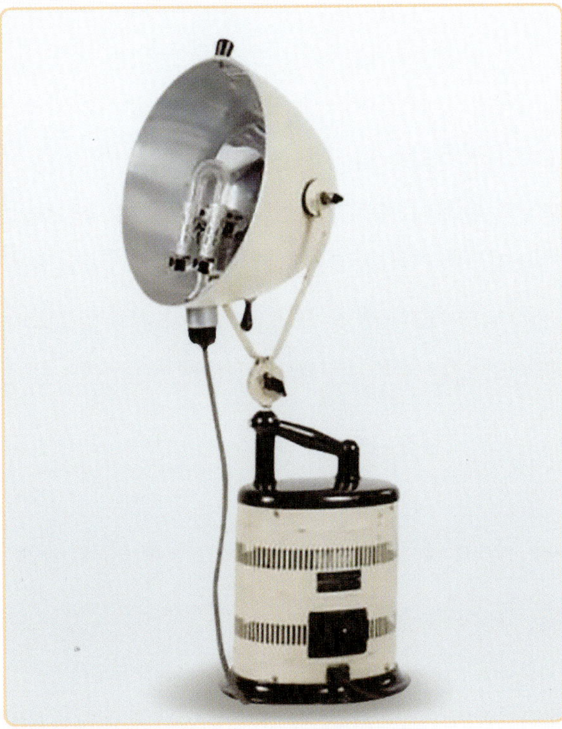

그림 5.7 냉형 석영수은등

(3) 공랭식 크로마이어등 Kromayer lamp

공랭식 크로마이어등은 크기가 작고 국소 조사용으로 적합하며 조직과의 접촉이나 또는 보조장치로 코, 입, 목구멍이나 동공 등을 조사하는 데 사용할 수 있다(그림 5.8).

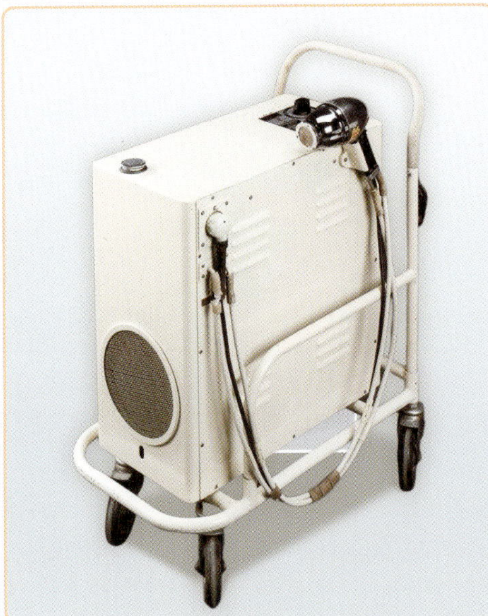

그림 5.8 공랭식 크로마이어등

(4) 형광등 Fluorescent tubes

형광등은 조명용 등과 모양이 비슷하며, 여러 개의 텅스텐 필라멘트가 들어 있는 저압 수은등으로 전신 및 국소 자외선 복사치료에 사용된다. 각 등의 길이는 120cm이고 덮개는 특수 유리로 되어 있다. 특수 형광물질로 입혀져 있는 등 내에는 저압 수은 아크가 설치되어 있어, 아크에 의해 생산된 광선은 형광물질에 흡수되며 긴 파장의 광선이 방출된다. 형광등은 약간의 적외선과 짧은 파장의 가시광선 및 긴 파장의 자외선을 방출하는데, 이 중 자외선이 많은 부분을 차지한다. 파장이 280nm 이하인 광선은 유리에 의하여 흡수된다. 또한 여러 개의 형광관이 원형을 이루어 수직으로 세워져 그룹치료의 목적인 필립관, 환자의 넓은 부위를 치료하기 위한 터널형으로도 고안할 수 있다(그림 5.9).

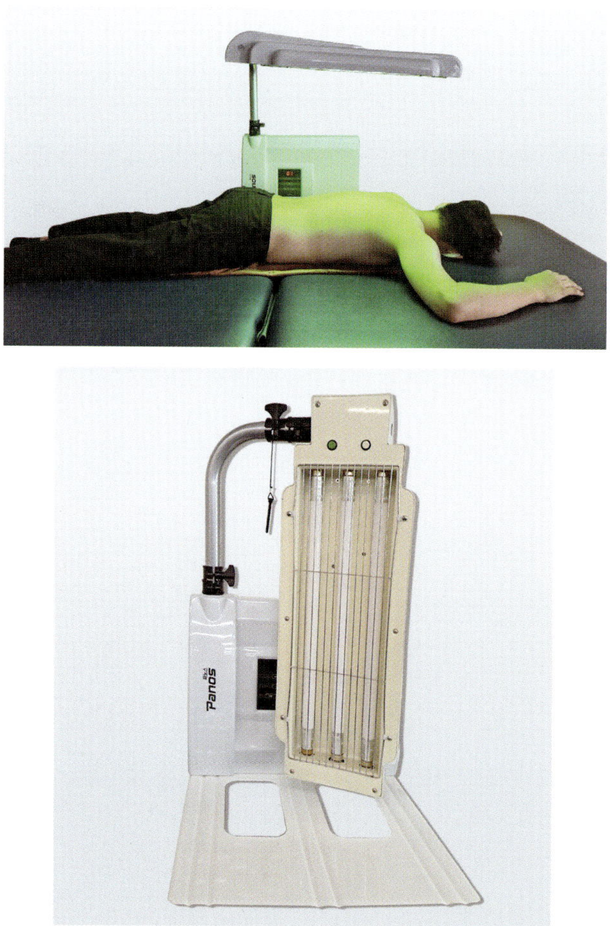

그림 5.9 형광등을 이용한 자외선치료

7 자외선치료의 주의사항

자외선치료를 조절 가능하고 제한된 형태로 사용 시 아동 및 성인 모두에게 안전하게 적용할 수 있다. 치료사는 물리적 인자를 이용한 치료에서는 위험을 최소화하면서 환자의 상태를 관찰하며, 매개변수 조절과 주의사항 및 중요한 금기사항을 고려해야 한다. 만약 부작용이 발생하면 치료를 중단해야 하며 즉시 의료진에 의해 진단 및 치료가 이뤄져야 한다.

1) 눈

치료사와 환자의 눈은 자외선 방사 동안 직접적인 반사뿐만 아니라 산발적인 복사로부터 보호되어야 한다. 눈을 자외선에 노출시키면 각막, 눈꺼풀, 수정체 손상, 광각막염, 여러 가지 형태의 백내장과 결막염이 발생한다. 광각막염과 결막염은 UVB 또는 UVC에 노출 후 6~12시간 이내에 극심한 통증이 일어나지만, 장기간 손상없이 2일 이내 완전히 해결된다. 치료사는 자외선램프를 켜거나 끌 때, 반드시 자외선 차단 안경을 써서 자외선 노출을 피해야 한다. 광과민성 약물인 솔라렌을 섭취한 환자는 12시간 동안 자외선 차단 안경을 써서 눈을 보호해야 한다.

2) 과용량

자외선치료는 적당한 용량 사용이 중요하다. 과할 경우 피부는 발적되고 따끔거리면서 심한 통증이 동반된다. 과용량(overdose)이 심하면 수포형성이 일어날 수도 있다. 넓은 부위가 과용량될 경우에는 두통, 구토, 고열 및 허탈과 같은 전신 증세가 발생하기도 한다. 특히 피부암이 나타난 부위에 적용해서는 안 되며, 일반적으로 폐결핵, 심장, 신장, 간 질환, 전신 홍반루푸스, 열이 있는 환자에게는 자외선 노출로 악화되기 때문에 사용하지 않도록 한다.

3) 전기쇼크

치료 시 전기장비가 사용되므로 환자와 치료사는 전기쇼크(electric shock)를 받을 위험이 있다. 그러므로 자외선 기구는 접지, 콘센트, 플러그, 전원선 등을 정기적으로 점검하여 전기감전으로 인한 사고를 예방해야 한다. 전원 코드는 안전하게 접촉되어야 한다.

전기회로의 노출 부분을 접촉하거나 접지가 불량한 전선을 손으로 만질 경우, 전기화상을 입을 수 있다. 전류가 몸에 흐르게 되면 조직과 전류의 상호작용으로 인해 피부에 전해질 화상이 생길 수 있으며 허혈로 인한 조직괴사가 일어날 수 있다.

4) 화상

자외선치료 시에는 항상 화상을 주의해야 한다. 치료 적용 전 MED를 충분히 고려하고 자외선램프를 적절히 사용하여 환자의 홍반 징후를 잘 살펴봐야 한다. 간혹 램프등의 과열된 부분에 접촉하거나 연소기가 환자 위에서 폭발하여 뜨거운 석영으로 인해 열화상(burns)이 발생할 수 있다.

5) 피부 조기 노화

일상생활에서 햇빛에 자주 만성적으로 노출되는 것이 피부노화와 관련 있다고 알려져 있다. 광화학선 손상으로 알려진 이 영향은 피부의 콜라겐 변성으로, 피부가 건조하고 거칠어지며 여러 주름과 색소이상을 유발한다.

6) 발암

자외선에 따른 암 발생에 대한 정보는 지속적이고 강렬한 햇빛 노출의 영향에 관한 것이다. 과도하게 지속적인 자외선 노출로 인해 기저세포, 편평세포암종, 악성 흑색종이 생성된다. 특히 구강 전신성 솔라렌 사용 시 PUVA 치료와 관련된 피부암 발생 위험이 크다고 하나, 협대역 UVB 치료에서는 아무런 연관성이 발견되지 않았으므로 광과민성 약물인 솔라렌의 발암성은 UV 방사선 파장에 따른 특정한 반응일 수도 있다. 치료사는 자외선에 대한 반복된 저출력 노출의 잠재적이고 누적되는 부작용을 고려하여 빈번하거나 과도한 노출을 피해야 하며, 자외선 차단 안경과 자외선 차단 옷을 착용해야 한다.

8 자외선치료의 적응증과 금기증

1) 적응증

적응증은 주된 방출 파장에 의해 달라지는데, 파장의 종류에 따라 효과가 달라지기 때문이다. 자외선은 다음과 같은 감염성 또는 비감염성의 피부 질환 치료에 사용된다.

① 만성 궤양(chronic ulcers)

② 결핵(tuberculosis)

③ 강장효과(tonic)

④ 구루병(rickets)

⑤ 류마티스성 질환(rheumatism)

⑥ 피부병(disease of the skin)

- 여드름(acne)
- 건선(psoriasis)
- 부스럼(boils)
- 동상(chilblains)
- 대상포진(herpes zoster)
- 피부상처(skin wound)

2) 금기증

① 급성 피부 질환, 급성 습진, 전신 홍반루푸스

② 이온화 복사로 인한 피부 손상, 방사선치료

③ 광알레르기

④ 급성 열병(fever)

⑤ 최근 피부이식

⑥ 갑상선기능항진증(hypertyroidism)

⑦ 심한 당뇨병(diabetes)

⑧ 급 · 만성 신장염(acute · severe nephritis)

⑨ 급성 동맥경화증(acute arteriosclerosis)

임상 사례 연구

다음의 사례 연구는 이 장에서 논의한 자외선치료의 임상치료에 대한 내용이다. 제시된 사례에 기초하여 근거 중심의 연구 또는 고찰을 통해 임상적 결과, 평가와 치료목표를 제시한다.

[건선]

■ 검사

- **과거력**

김○○은 건선이 있는 30대 중반 여성으로 5년 동안 이 질환을 앓았고, 그때마다 PUVA 치료를 받았다. 치료 과정은 4주 정도였으며, 그때마다 건선 반점이 사라졌으나 시간이 지나 점차 재발하고 있다.

증상 부위는 양측 팔꿈치 안쪽으로 가려움과 반점으로 인해 공공장소에서 노출 및 취미활동을 하는 데 불편함을 많이 느낀다. 재발할 때마다 PUVA 치료 후 가끔 어지럼증, 무기력증, 피로감을 호소하였다. 치료를 받을 때마다 증세가 심해져 내과 진료도 같이 보며 팔꿈치 근육의 위축, 상 · 하지 약화, 관절가동범위 제한, 감각 변화는 없다.

- **평가와 측정**

환자의 반점은 양쪽 팔꿈치 안쪽에 약 5×8cm이다.

- 이 환자를 위해 어떤 자외선치료를 사용해야 하는가?
- 이 환자로부터 어떤 과거력을 알아야 하는가?
- 어떻게 적절한 용량을 결정해야 하는가?

■ 평가와 목표

ICF 단계	현재 상태	목표
신체 구조와 기능	가려움, 피부 반점, 내과적 문제(어지럼증, 무기력증, 피로감 호소)	4주 내에 건선 반점의 제거, 가려움 완화, 내과적 증상 완화
활동	건선 반점으로 인한 공공장소 이용 시 긴팔 입음, 운동(테니스) 활동 시 땀으로 인한 가려움, 반점 노출 보호	팔꿈치를 노출하는 편한 옷 차림과 편안한 감정 되찾기
참여	운동 활동 못함	운동(테니스) 활동하기

* ICF: 국제기능장애건강분류

임상 사례 연구

■ 주요 연구 또는 고찰

1. Evaluation of serum folate level before and after oral PUVA therapy in psoriatic patients, Benha Journal of Applied Sciences (BJAS), Vol. 6, Issue. 2, Part 2, 2021, 173-177.
   - 총 40명의 환자들을 대상으로 건선 환자에서 경구 PUVA 치료 전, 후의 혈청 엽산 수치를 평가한 결과, PUVA 치료 후 건선에 대한 치료 효과는 효과적이었으나 혈청 엽산 수치는 유의미하게 감소하였다. 혈청 엽산 결핍은 PUVA 치료로 악화될 수 있으므로 환자의 내과적 병력을 고려하여 적절하게 조절 및 제한된 형태로 적용할 필요가 있다.

■ 예후

UVA는 광과민성 약물인 솔라렌 또는 UVB와 연계한 건선에 대한 확실한 치료법이며 일시적으로 건선 반점을 제거하는 것으로 나타났다. 과거부터 좋은 효과를 가져 오고 있으나 간혹 내과적으로 어지럼증, 무기력증, 피로감을 호소하는 경우도 있어 의사의 진단과 처방에 따라 엽산제 복용도 함께 고려할 수 있다.

■ 중재

PUVA를 사용한 치료를 하기 전에 환자의 피부 민감도를 먼저 평가해야 한다. 민감도 검사는 환자가 경구 솔라렌을 섭취한 후 약 2시간이 지나고 수행해야 하며 같은 강도의 램프를 사용해야 한다. 반점이 있는 부위에만 적절하게 노출시켜 적용한다. 민감도가 결정되면 MED의 30~60%로 치료하고 매주 10~40%씩 증가시켜 주당 1~2회 적용할 것을 추천한다. 치료 횟수를 전보다 조금 줄인 것은 PUVA 치료에 따른 혈청 엽산 수치 감소가 있을 수 있어 고려하였다. 피부가 완전히 깨끗해질 때까지 회복 기간을 늘리되 용량 조절은 줄여가며 살펴본다. PUVA 치료 후 햇빛 속 자외선이 건선 관리에 도움이 되므로 노출되는 옷을 입고 활동하라고 격려한다. 기존 PUVA 치료 후 어지럼증, 무기력증, 피로감 호소 등 내과적 문제를 고려해서 치료 전 내과의사를 통한 진단 및 엽산제 처방을 통한 내과적 문제 또한 살펴보며 경과를 지켜본다.

■ 기록

S: 환자는 양쪽 팔꿈치 안쪽에 가렵고 계속 반복되는 건선 반점, 과거 치료 때마다 내과적 질환(어지럼증, 무기력증, 피로감 호소 등) 호소

O: 치료 전 - 양쪽 팔꿈치 안쪽 약 5×8cm
중재 - 환자의 MED 결정, 솔라렌 섭취 이후 2시간, No. 9624램프, 4분 동안 PUVA 치료, 엽산제 처방(치료 기간 복용)
치료 후 - 반점 사라짐, 홍반반응 없음, 내과적 질환 호전됨

A: 환자는 부작용 없이 PUVA 치료 잘 받음, 엽산제는 문제 없이 복용함

P: 환자는 매주 10~40%(MED)씩 양을 증가시키되, 1주일 1~2회로 내과적 질환에 따른 증상도 살펴보며 경과를 지켜본다.

용어정리

자외선[ultra violet(UV) radiation] 태양광의 스펙트럼에서 가시광선보다 짧은 파장을 가지는 빛으로, 주로 살균 작용에 적용되나 피부암의 원인이 되기도 함. 파장은 100~380nm의 범위를 가지며 불가시광선으로 태양광선 중 약 1% 정도 함유되어 있음

UVA 오존층에 흡수되지 않으며 적은 에너지양으로 피부를 빨갛게 만드는 등의 작용을 하지만 오래 노출될 경우 피부암 발생의 가능성이 있다는 연구 결과가 있음(320~400nm)

UVB 대부분 오존층에 흡수되지만 일부가 지표에 도달하며, 색소에 화학변화를 일으켜 퇴색시켜 인간의 피부가 타는 현상이나 피부암, 비타민D를 생성하는 등의 작용을 함(280~320nm)

UVC 대부분 성층권의 오존층에 흡수되며, 염색체 변이와 단세포 유기물을 죽이는 등 해로운 영향을 끼침(100~280nm)

홍반(crythema) 표면 피부혈관 확장으로 인한 히스타민 방출로 피부의 붉어짐 또는 발적으로 나타남

색소침착(pigmentation) 멜라닌이나 헤모지데린과 같은 색소가 병적으로 증가하여 짙은 색으로 나타나는 상태

최소홍반용량(minimal erythema doses, MED) 피부에 홍반이 노출된 구멍을 따라 경계가 뚜렷이 드러난 홍반을 일으키는데 필요한 자외선 노출시간

광화학치료(PUVA) 광감수성 약물인 솔라렌과 UVA를 혼합 · 사용하여 치료하는 것으로, 주로 건선 환자에게 많이 사용됨

탄소방전등(carbon arc) 두 개의 탄소봉에 전류를 흘려 서로 접촉시켜 발광을 발생하여 원자외선부터 적외선에 이르는 스펙트럼을 생산함

수은증기등(mercury vapour lamp) 전기 아크가 이온화된 수은증기 공기 안에 존재하는 등으로, 자외선을 만들어 내기 때문에 치료나 진단적인 광도를 측정할 때 사용

단원정리

1. 자외선치료에서 광선 조사 시 피부에 가장 먼저 나타나는 반응으로 옳은 것은?

① 비후 ② 색소침착 ③ 살균작용
④ 체온변화 ⑤ 홍반반응

※ 정답 및 오답 근거:

2. 치료 부위에 화상을 입히지 않고 밀착적용이 가능하고 코, 입, 목구멍 같은 국소 부위 치료에 적합한 자외선등은?

① 형광관 ② PUVA ③ 탄소방전등
④ 크로마이어등 ⑤ 냉형 석영수은등

※ 정답 및 오답 근거:

3. 자외선 조사 시 치료적 효과로 옳은 것은?

① 박리 ② 세균파괴 ③ 조직파괴
④ 전신 강장 효과 ⑤ 상피의 성장 촉진

※ 정답 및 오답 근거:

4. 다음 설명 중 옳은 것은?

① 부작용
② 홍반하용량
③ 최소홍반용량
④ 자외선등과 피부거리
⑤ 자외선등과 피부거리의 조사각도

※ 정답 및 오답 근거:

5. 자외선치료기구 중 공랭식으로 좁은 석영관으로 되어 있으며, 살균효과가 뛰어난 등으로 옳은 것은?

① 베이커등 ② 태양광선등 ③ 크로마이어등
④ 냉형 석영수은등 ⑤ 공랭식 크로마이어등

※ 정답 및 오답 근거:

6. 3~4시간 이내에 현저한 홍반이 나타나서 72~96시간(3~4일) 동안 지속되는 홍반용량으로 옳은 것은?

① 홍반하용량 ② 2도 홍반용량 ③ 3도 홍반용량
④ 4도 홍반용량 ⑤ 최소홍반용량

※ 정답 및 오답 근거:

7. 자외선치료의 적응증으로 옳은 것은?

① 건선

② 결막염

③ 급성 습진

④ 광과민 환자

⑤ 홍반성 낭창

※ 정답 및 오답 근거:

8. 자외선치료의 금기증으로 옳은 것은?

① 종양

② 건선

③ 백반증

④ 좌골신경통

⑤ 류마티스관절염

※ 정답 및 오답 근거:

정답: **1** ⑤ **2** ③ **3** ④ **4** ③ **5** ④ **6** ③ **7** ① **8** ①

참고문헌

이규창 외(2021). 근거기반 접근 물리적 인자치료. 학지사메디컬.

박찬의 외(2016). 광선치료학. 대학서림.

광선치료교재편찬위원회(2019). 광선치료학(제2판). 현문사.

Anderson, R.R., Parrish, J.A.(1981). The optics of human skin. J Invest Dermatol 77: 13–19.

Evaluation of serum folate level before and after oral PUVA therapy in psoriatic patients, Benha Journal of Applied Sciences (BJAS), Vol. 6, Issue. 2, Part, 2: 173–177, 2021.

Kaidbey, K., Agin, P., Sayre, R., et al.(1979). Photoprotection by melanin: a comparison of black and Caucasian skin. J Am Acad Dermatol 1: 249–260.

Ganong, W.F.(1987). Review of medical physiology, ed 13, East Norwalk, CT, Appleton & Lange.

Sage, R.J., Lim, H.W.(2010). UV–based therapy and vitamin D. Dermatol Ther 23:72–81.

High, A.S., High, J.P.(1983). Treatment of infected skin wounds using ultra–violet radiation: an in–vitro study. Physiotherapy 69: 359–360.

Sullivan, P.K., Conner–Kerr, T.A.(2000). A comparative study of the effects of UVC irradiation on select procaryotic and eucaryotic wound pathogens. Ostomy Wound Manage 46: 28–34.

Racz, E., Prens, E.P.(2015). Phototherapy and photochemotherapy for psoriasis. Dermatol Clin 33: 79–89.

Lotti, T., Buggiani, G., Troiano, M., et al(2008). Targeted and combination treatments for vitiligo: comparative evaluation of different current modalities in 458 subjects. Dermatol Ther 21(Suppl 1): S20–S26.

Valkova, S.(2007). UVB phototherapeutic modalities: comparison of two treatments for chronic plaque psoriasis. Acta Derm Venereol 16: 26–30.

Epstein, J.H.(1990). Phototherapy and photochemotherapy. N Engl J Med 322: 1149–1151.

6

레이저치료

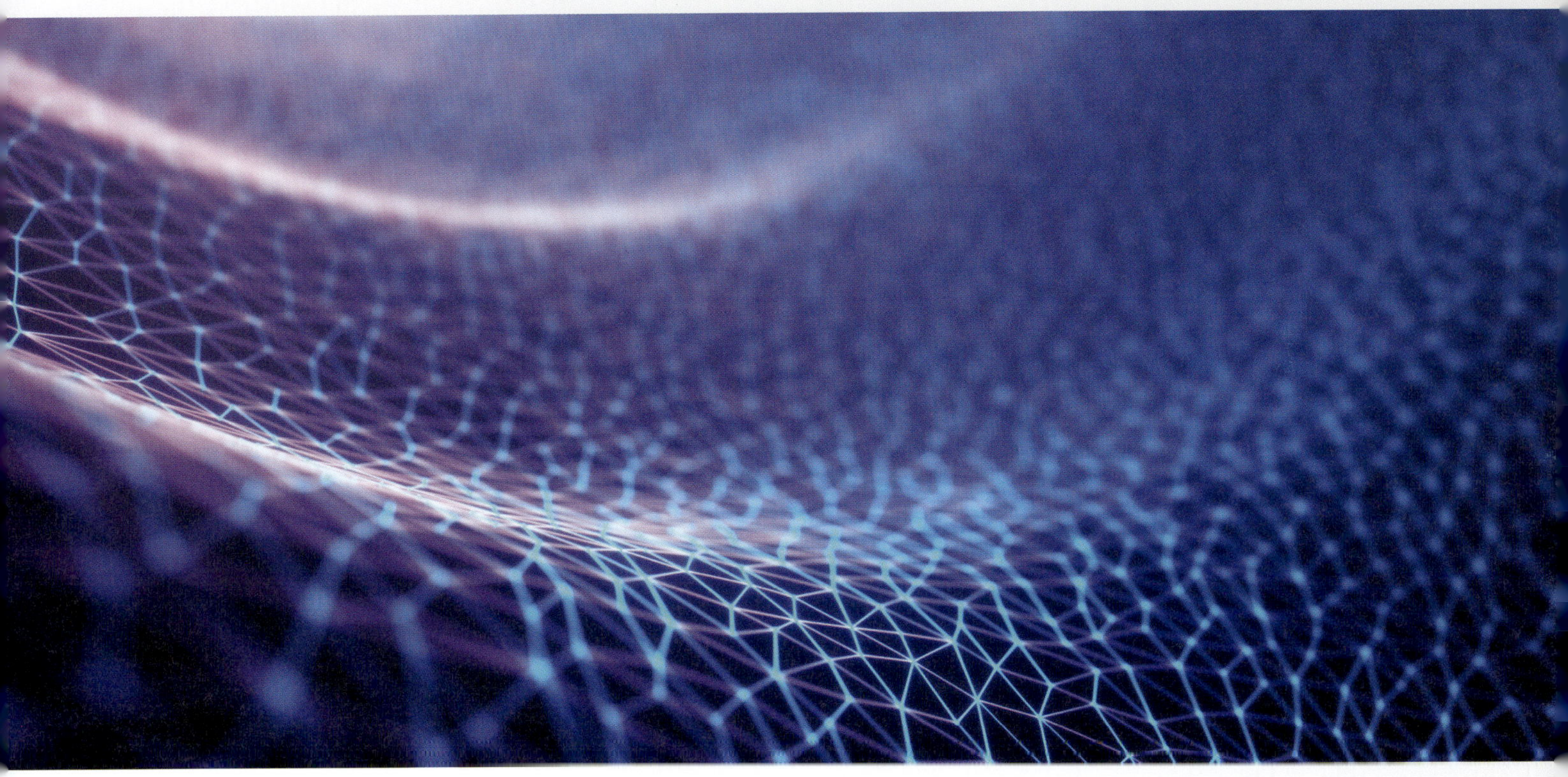

학습목표

1. 레이저의 정의와 역사를 설명할 수 있다.
2. 레이저의 발생 원리와 장비의 구조를 설명할 수 있다.
3. 레이저의 특성을 설명할 수 있다.
4. 레이저의 생물학적 · 치료적 효과를 설명할 수 있다.
5. 레이저의 적용방법과 치료기술을 설명할 수 있다.
6. 레이저의 적응증과 금기증을 설명할 수 있다.

1 레이저의 정의 및 역사

레이저(LASER)의 뜻은 다음과 같다.

L: light(빛)

A: amplification(증폭)

S: stimulation(유도)

E: emission(방출)

R: radiation(방사)

레이저는 첫머리 글자를 조합하여 만든 합성어이다. 유도 방출에 의한 빛을 증폭(light amplification by stimulation emission of radiation)시켜 강도를 높이는 물리적 현상으로 기체, 액체, 고체를 인위적으로 자극시켜 불안정한 상태로 유도한 후 다시 안정한 상태로 환원될 때 높은 에너지를 가진 빛을 방출하는 장치를 일반적으로 레이저라고 부른다(그림 6.1).

1917년 아인슈타인(Einstein)이 빛과 원자와의 상호작용에서 원자가 낮은 에너지 상태에서 높은 상태로 전이하는 빛의 흡수현상(stimulated absorption)과 원자 스스로 일정한 확률을 가지고 에너지가 보다 낮은 안정한 위치로 돌아가는 자연방출현상(spontaneous emission)을 설명하였고, 높은 에너지 준위에 있는 원자가 빛(전자 혹은 광자)의 영향을 받아 낮은 에너지 준위로 떨어지면서 여분의 에너지를 빛으로 방출하는 유도방출과정(stimulated emission)이 있다고 한 것이 레이저의 시초가 되었다.

1960년 Hughes 항공사 연구소에 근무하던 메이먼(Maiman)이 루비(ruby)를 이용하여 처음으로 가시광선 영역인 694.3nm의 붉은색 루비 레이저를 만들어 1964년 노벨물리학상을 수상하였다. 루비 레이저 발명 직후 레이저의 연구는 활발하게 진행되어 현재 중요하게 응용되는 대부분의 레이저가 1960년대에 개발되었다.

1960년 메이먼의 레이저 발명 이후 의학적으로 여러 차례 적용하였으나 안과 이외의 다른 분야에서는 사용이 없다가 1966년 야(Yahr)와 스트룰리(Strully)가 CO_2 레이저를 이용하여 조직을 절단할 수 있음을 발견한 이후부터는 관심이 높아졌다.

1972년 이스라엘의 샤론(Sharon)과 카플란(Kaplan)이 CO_2 레이저를 이용하여 외과수술을 시작하였고, 1974년 폴라니(Polani) 등이 미세조작장치(micromanipulator)를 사용하여 병변이 있는 부위에 수술 현미경을 통해 레이저를 도달하게 하였다.

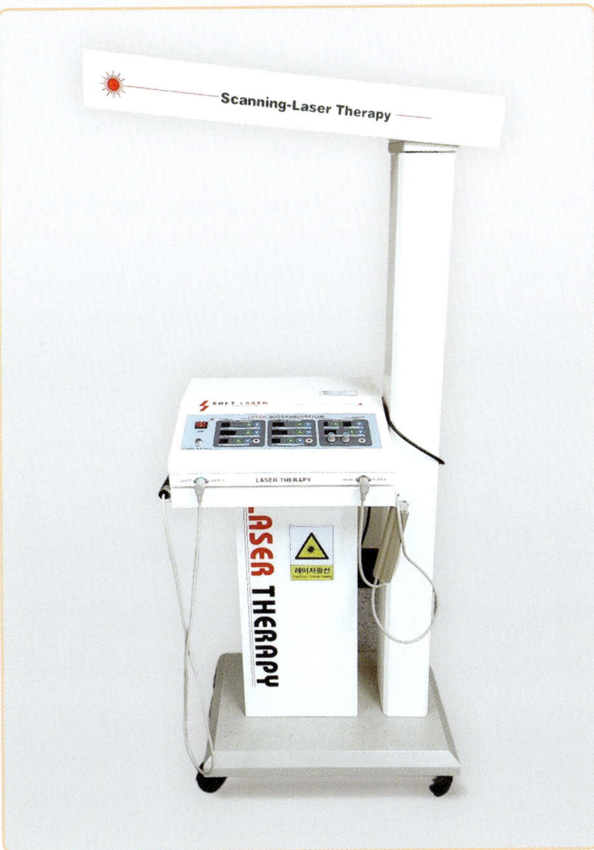

그림 6.1 레이저 치료기

1978년 드와이어(Dwyer) 등, 내쓰(Nath) 등이 위장관 출혈에 내시경을 이용하여 지혈치료에 사용한 사례가 보고되었고, 1979년 배기쉬(Baggish)는 배골반안(abdominal cavity) 수술에 레이저를 사용하였다. 1985년 드와이어는 소화기 악성 종양치료 사례를 발표하였고, 특히 1985년 미국의 다이쿠노조(Daikunozo)와 조페(Joffe)가 접촉식 프로프(contact probe)를 고안하여 수술할 때 CO_2 레이저는 수술 부위를 절개하는 데는 효과적이지만 지혈효과가 없는 레이저의 문제점을 해결하여 외과수술에서 Nd-YAG 레이저 하나만으로 절개와 지혈을 동시에 효과적으로 할 수 있게 하였다.

1970년대와 1980년대에는 레이저 자체의 연구 외에도 응용연구가 많은 비중을 차지하였으며 오늘날 다양한 방면에서 레이저가 사용되고 있다.

최근에는 암에 다량으로 모이는 헤마토포르피린(hematoporphyrin) 등의 광감수성 독성물질을 레이저 조사로 반응시켜 암세포를 파괴하는 광역학요법(photodynamic therapy, PDT)이 개발되어 초기 폐암, 표재성 식도암, 조기 위암 등의 치료에 사용되고 있다.

레이저는 안과, 내과, 산부인과, 이비인후과, 외과, 피부과 등에서 광범위하게 사용되고 있으며, 진단이나 치료의 목적으로 레이저가 이용될 경우는 레이저의 특성과 생체의 특성, 레이저와 생체의 상호작용 등을 이해하는 것이 중요하다.

2 레이저의 발생 원리와 장비 구조

1) 레이저의 발생 원리

(1) 바닥상태와 들뜬상태

모든 빛은 원자나 분자에서 발생한다. 레이저의 모든 빛은 원자에서 나온다. 원자는 원자핵 주위를 돌고 있는 음전하를 가진 전자와 양전하를 가진 원자핵으로 이루어진다. 같은 종류의 원자에서는 전자가 도는 궤도는 일정하다. 전자가 안쪽 궤도를 돌고 원자의 내부 에너지가 낮은 상태로 원자가 정상 궤도를 돌고 있을 때를 바닥상태(ground state, 기저상태)라고 한다. 안정 시 자연상태에서 가장 일반적인 원자의 에너지가 가장 낮은 수준을 바닥상태라고 하며, 대부분의 매질이 이 상태에 머물게 된다.

바깥 궤도를 도는 전자가 외부로부터 빛에너지나 다른 전자 또는 원자의 충돌로 내부 에너지가 높아지면 전자는 정상 궤도보다 높은 궤도로 돌고 있을 때를 들뜬상태(excited state, 여기상태)라고 한다(그림 6.2).

(2) 자연방출과 유도방출

자연방출(sponaneous emission)은 원자가 외부의 에너지를 받아 들뜬상태에 있다가 바닥상태로 천이되면서 빛을 방출하는 과정으로, 원자의 들뜬상태는 불안정하기 때문에 다시 원래의 궤도로 돌아가서 안정한 상태를 유지하려고 한다. 외부로부터 받아들인 에너지를 빛에너지로 외부에 방출하고 들뜬 원자는 짧은 시간 안에 자발적으로 안정상태로 되돌아가게 되는데, 이것을 자연방출이라 한다. 형광등, 네온사인 등의 빛이 자연방출이다(그림 6.3). 자연방출만으로 원하는 출력을 얻기 어렵기 때문에 빛을 증폭(공진)시키는 과정이 필요한데 빛을 증폭시키는 장치가 레이저이다.

유도방출(stimulated emission)이란 자연방출된 빛은 주위에 있는 들뜬상태의 원자를 자극한다. 들뜬상태의 원자는 바닥상태로 돌아갈 시간이 되지 않았음에도 외부자극에 의해 바닥상태로

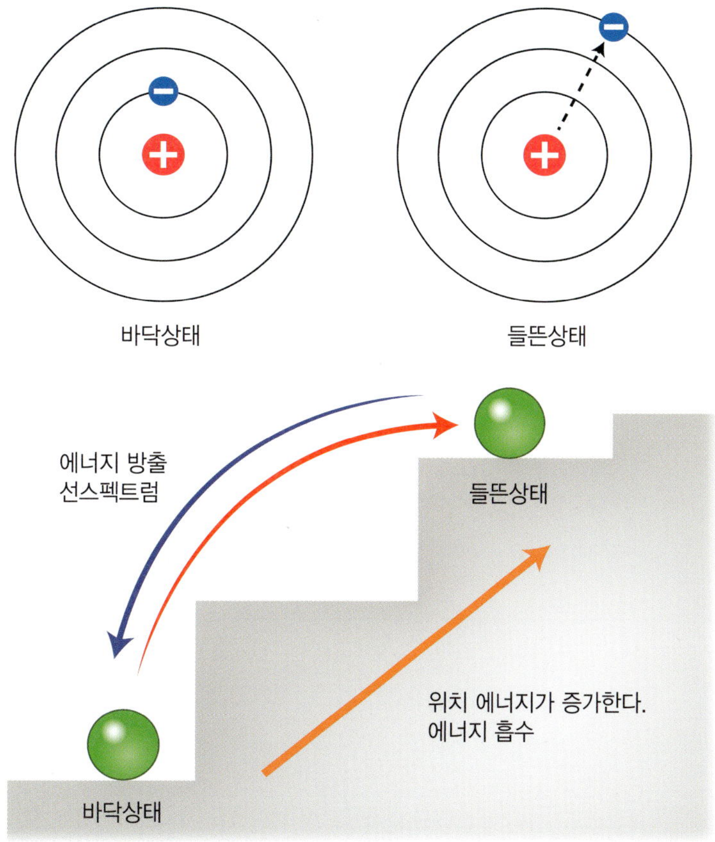

그림 6.2 바닥상태와 들뜬상태

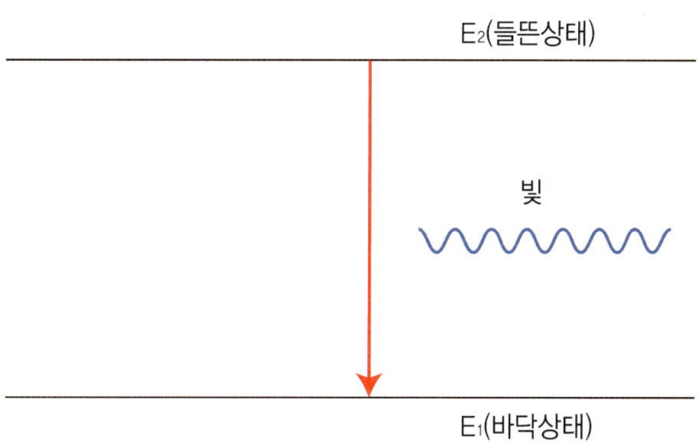

그림 6.3 자연방출

돌아가게 될 때 빛을 또 방출하게 되는데, 이때 들뜬상태의 원자를 자극했던 자연방출된 빛과 연쇄반응으로 같은 파장과 진행 방향을 가진 증폭된 새로운 빛을 방출하게 되는 과정을 말한다(그림 6.4). 이것이 레이저 증폭기(공진기)에서 빛을 증폭하는 원리이다.

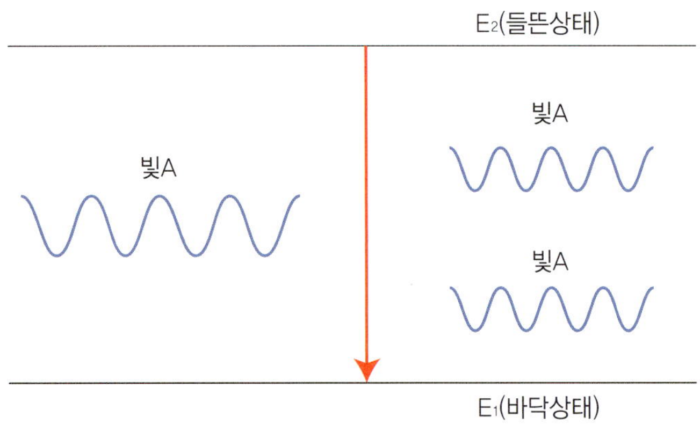

그림 6.4 유도방출

유도방출에서 나오는 빛을 더욱 강한 빛으로 만드는 과정을 레이저 발진 과정이라고 한다. 이와 같이 레이저 빛은 발생과정에서 위상과 파장, 방향이 같은 빛만 나오므로 거의 퍼지지 않고 멀리까지 갈 수 있다.

2) 레이저 장비의 구조

레이저 장비는 바닥상태의 원자를 들뜨게 만들어 반전분포(population inversion)를 만들어줘야 하는데, 이와 같이 외부에서 에너지를 공급하는 것을 펌핑(pumping)이라고 하며 여기원이라고도 부른다.

반전분포를 형성하기 위한 펌핑방법에는 다음과 같은 방법이 있다.

① 빛을 조사하여 펌핑하는 방법: 고체 레이저와 액체 레이저

② 방전에 의해 전자를 충돌시켜 펌핑하는 방법: CO_2 레이저

③ 전류를 주입하여 펌핑하는 방법: 반도체 레이저

④ 전자 빔으로 펌핑하는 방법: 불화 크립톤(KrF) 엑시머 레이저

⑤ 화학반응을 이용해 펌핑하는 방법: 불화 수소(HF) 레이저

그리고 펌핑에 의해 쉽게 반전분포되는 물질을 레이저 활성매질(lasing medium)이라고 하며, 매질의 종류에 따라 고체, 기체, 액체, 반도체, 자유전자 레이저로 나눌 수 있다.

(1) 외부 에너지원(여기원)

레이저 빛은 광학(optical), 화학적(chemical), 전류(electrical) 등과 같은 외부 에너지가 고체, 액체, 기체 등으로 이루어진 매질의 원자를 자극하여 연속적인 반응으로 광자를 방출하고, 레이저를 방출하게 된다. 이때 에너지를 공급하는 것을 펌핑(pumping)이라고 한다.

(2) 매질

기체인 He−Ne, 아르곤, 이산화탄소와 액체인 로다민(rhodamin), 고체인 루비, YAG 등을 사용하고 있다.

(3) 매질을 채우는 통(공진기)

매질이 담겨져 있는 통은 양쪽 끝에 거울이 장치되어 매질에서 방출된 광들이 반사하면서 연속적으로 매질을 자극하여 연쇄반응이 일어난다. 매질이 담겨져 있는 통의 한쪽은 빛이 투과하지 않고 반사만 시키는 거울로 장치되어 있고, 반대편은 일정한 방향의 빛만을 투과시키는 반투과성 거울로 장치되어 있어 연쇄반응에 의하여 발생된 레이저 빛이 일정한 방향의 선(beam)만을 통과시킨다.

(4) 전달장치

외부 에너지의 펌핑에 의해 매질에서 반전분포가 이루어지고 유도방출에 의해 공진기에서 증폭된 빛은 목표 부위에 전달되기까지 특수한 전달장치가 필요하다. 증폭된 레이저광선을 전달하기 위한 전달장치로는 여러 개의 반사경을 이용하여 레이저광선을 전달하는 관절방식의 전달장치(articulated arm)와 특수 유리, 플라스틱, 실리카 등으로 만들어진 빛을 전달하는 가늘고 유연한 광섬유(optical fiber) 방식의 두 가지 형태가 있다.

3 레이저의 특성

레이저광선은 인간이 만든 인공광선으로 매우 순수하며 퍼지지 않고 곧바로 진행하는 빛이다. 레이저는 다른 일반광선에 비해 단일 파장의 빛을 내는 단색성(monochromatic), 진행 방향과 파장이 일정한 간섭성(coherence), 퍼지지 않고 가느다란 빛으로 평행하게 멀리 가는 지향성(=직진성, directionality), 매우 강력한 밝기를 가지고 있는 고휘도성(high brightness)의 네 가지 중요한 특성을 가지고 있다.

1) 간섭성 Coherence

레이저에서 방출된 빛은 일반광선에 비해서 간섭성이 강하다. 즉, 진행 방향과 파장이 일정하다. 예를 들어 일반광선은 운동장에 많은 사람이 분산되어 무질서하게 서 있는 것처럼 서로 연결되지 않고 분산되어 있다면, 레이저는 많은 사람이 질서정연하게 서 있는 것처럼 많은 파장이 서로 정확하게 잘

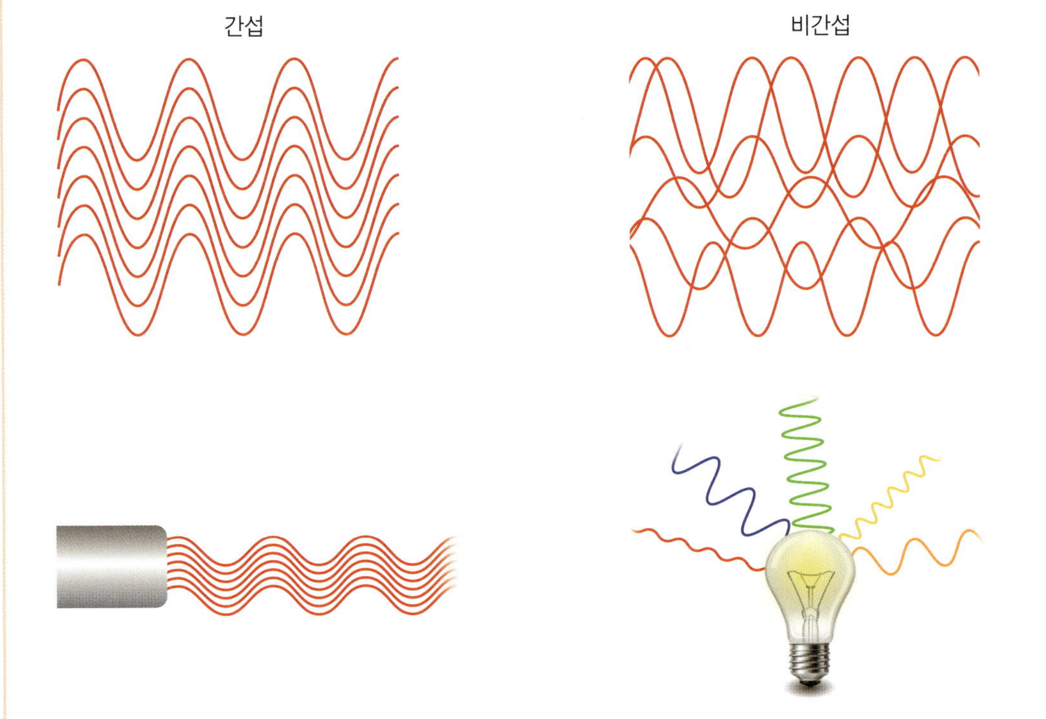

그림 6.5 간섭과 비간섭 광선

겹쳐져서 매우 강력한 빛을 가지고 있다(그림 6.5).

간섭성을 잃는다는 것은, 즉 일정함이 사라지는 것으로 우리가 보는 백열등의 빛처럼 순식간에 분산되어 버릴 것이다. 간섭성을 일으키기 위한 조건은 파장이 같은 가지런한 정현파의 집합체이어야 한다. 이것을 응집성과 결합성으로 표현하기도 한다. 간섭은 위상의 차이에 따라 명암의 무늬가 나타나는 현상으로, 햇빛과 같은 일반 빛은 주파수와 위상이 각각 다르므로 간섭이 일어나기 어렵지만 레이저는 위상이 공간적으로나 시간적으로 일치하기 때문에 약간의 장애물에 부딪히면 곧 간섭을 일으킨다.

2) 단색성 Monochromatic

단일 파장 또는 단일색의 빛을 단색광(monochromatic light)이라고 한다. 태양광선을 프리즘에 통과시키면 무지개색의 스펙트럼이 생긴다. 그러나 레이저광선은 무지개색 중 단 하나의 색깔 빛만을 내보내는데, 이것을 단색광이라 한다(그림 6.6).

태양광이나 전등의 일반광선은 여러 파장의 빛이 섞여서 방출된다. 그러나 레이저광선은 색상의 변화가 일어나지 않으며, 다른 여러 가지 빛이 혼합되어 있지 않고 한 가지 색의 단일 파장의 빛만을 방출한다. 레이저는 고유파장에 따라 자외선 영역부터 적외선 영역까지 단색광을 얻을 수 있다.

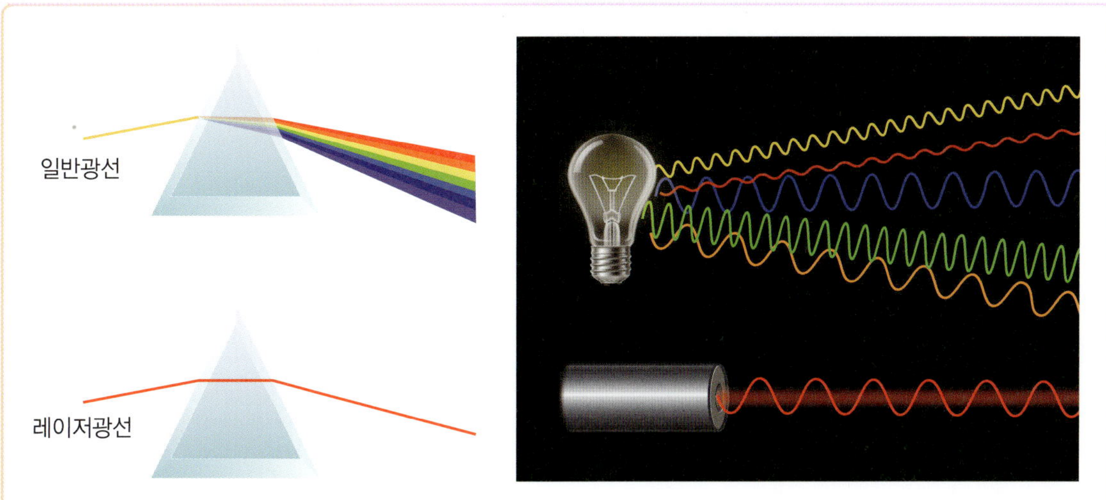

그림 6.6 레이저의 단색광

여러 파장이 분리되지 않고 방출되는 일반적인 광선에 비해 레이저는 유도방출에 의해 특정 파장을 일정하게 방출시킬 수 있기 때문에 우수한 단일 주파수와 단일색의 빛을 만들 수 있다.

3) 지향성 Directionality

일반적인 광선은 하나의 초점으로 모을 수 없다. 그 이유는 방산되기 때문이다. 레이저광선은 방산이 극히 적어서 광선을 하나의 초점으로 모을 수 있기 때문에 원거리에도 빛이 퍼지지 않고 일정한 방향으로 직진하는 성질을 가지고 있다. 직진성이 적은 전등빛은 쉽게 퍼지기 때문에 전구에서 멀어지면 빛의 세기가 급격히 약해지지만 레이저광선은 거리가 멀어도 빛의 세기는 줄어들지 않는다(그림 6.7).

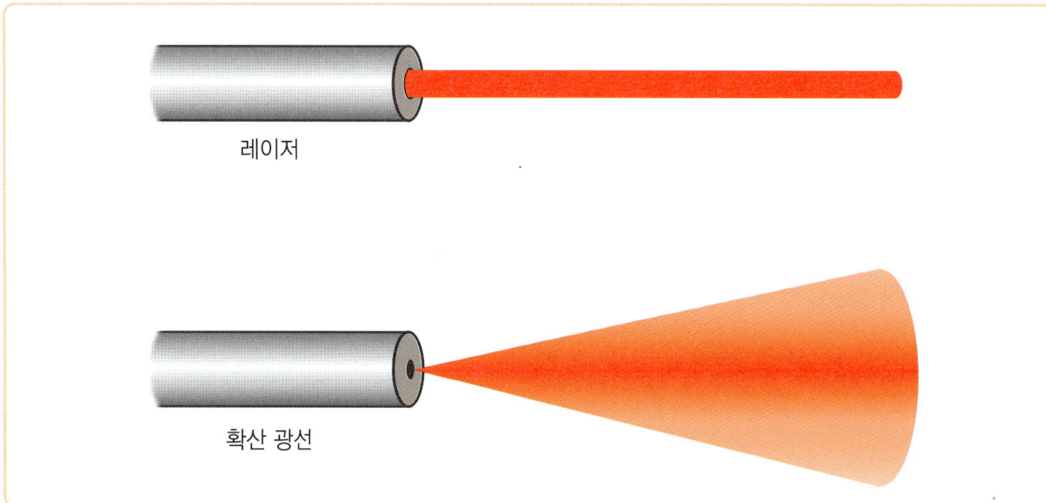

그림 6.7 레이저의 지향성

4) 고휘도 High brightness

휘도란 단위면적당 방출되는 빛의 출력밀도를 말한다(그림 6.8). 일반적인 빛은 짧은 파동이 많이 모여 있지만 레이저는 많은 파동이 서로 정확하게 겹쳐져서 매우 강력한 밝기를 가진다. 출력이 1kw의 루비 레이저도 태양의 빨간빛보다 1,000배 정도의 밝은 휘도를 가지고 있다.

레이저광선은 에너지 밀도가 매우 높기 때문에 철판을 녹일 수 있고 레이저 무기와 외과 수술용 메스로도 사용할 수 있다. 레이저의 고에너지 강도를 이용해 물리치료실에서 침을 대신하여 통증치료에 사용하고 있다.

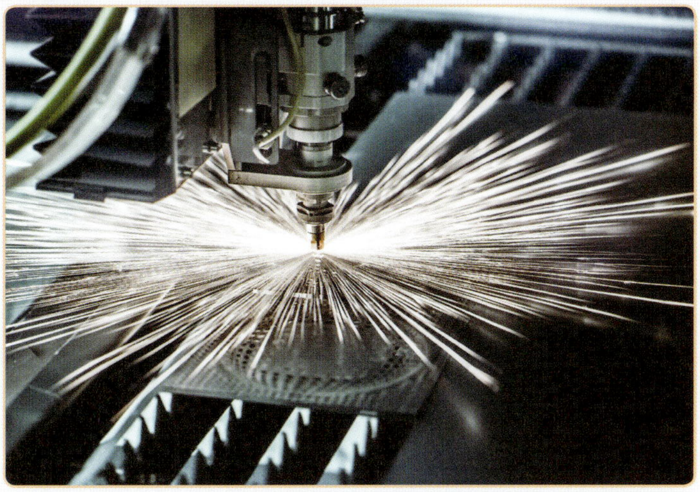

그림 6.8 레이저의 고휘도

4 레이저의 종류

지금까지 개발된 레이저의 종류는 수없이 많으며 레이저의 분류도 매질의 형태(표 6.1), 동작하는 공진기의 모양, 파장 영역, 동작 형태 등에 따라 다양하게 나눌 수 있다. 그러나 가장 일반적인 레이저의 분류 방법은 활성매질의 종류에 따라 기체 레이저, 고체 레이저, 액체 레이저로 구분하는 것이다.

표 6.1 매질에 따른 레이저 분류

종류	정의	레이저
기체	기체의 활성원자 내지는 분자가 포함되어 있는 혼합 기체를 매질로 사용하여 발진	헬륨-네온 레이저(He-Ne Laser), 아르곤 레이저(Ar Laser), 크립톤 레이저(Kr Laser), 헬륨-카드뮴 레이저(He-Cd Laser), 이산화탄소 레이저(CO_2 Laser), 엑시머 레이저(Excimer Laser), 금속 증기 레이저
액체	물이나 알코올 용매에 유기 색소를 녹여서 이를 활성 매질로 사용하여 발진	색소(Dye) 레이저, 폴리페놀 레이저, 스틸벤 레이저, 쿠마린 레이저
고체	유리나 결정 등의 고체에서 발진	루비 레이저(Ruby Laser), Nd-YAG 레이저(Nd-YAG Laser), Nd-유리 레이저(Nd-Glass Laser), 홀뮴 레이저(Holmium Laser)
반도체	빛을 내는 반도체 다이오드에서 발진	갈륨비소(GaAs), 질화갈륨(GaN)

1) 기체 레이저 Gas laser

헬륨과 네온의 혼합 기체나 아르곤, 크립톤, 이산화탄소, 헬륨과 질소와의 혼합기체 등이 사용된다. 기체 레이저는 기체의 활성원자 내지는 분자가 포함되어 있는 혼합 기체를 매질로 사용한다. 기체 레이저의 장점은 매질이 균일하므로 광학적으로 매우 균일한 고품질의 광속을 얻을 수 있다.

(1) He-Ne 레이저 He-Ne Laser

632.8nm의 빨간색 파장을 가지는 최초의 가스 레이저로 가격이 싸고, 취급하기 쉬우며, 가시광역 영역에 있으므로 물리치료실에서 많이 사용되고 있다(그림 6.9). 이 레이저의 매질은 He와 Ne의 혼합 기체로서 Ne 가스에서 레이저가 발진된다. 저출력이지만 높은 안정도로 동작할 수 있어 홀로그래피(holography)나 레이저 계측 등 대출력을 필요로 하지 않는 부분에서 많이 사용되고 있다.

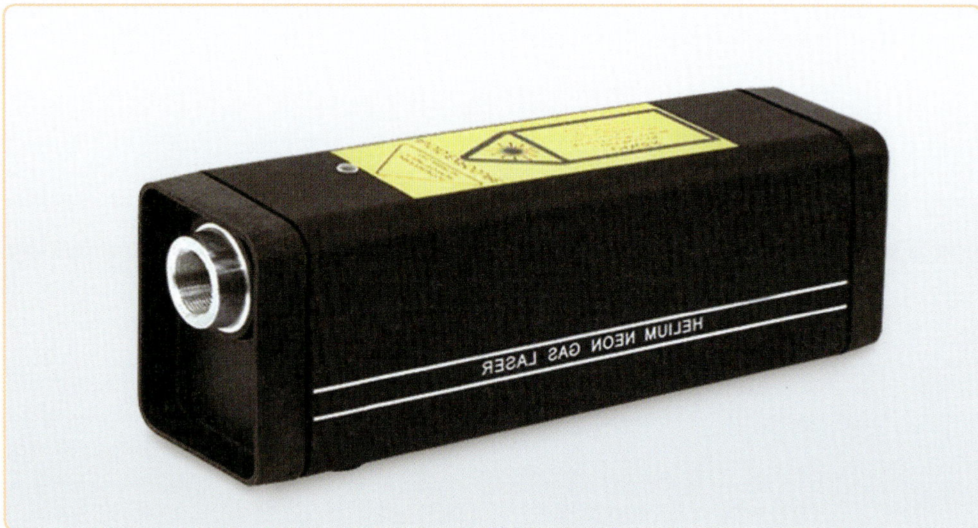

그림 6.9 He-Ne 레이저

(2) CO_2 레이저 Co_2 Laser

10,600nm의 파장이 발진하는 고출력 · 고효율의 원위적외선 기체 레이저로, 산업체에서는 용접, 절단, 열처리, 구멍을 뚫고 가공하는 용도로 사용된다. 물에 흡수가 적어 지혈이 잘 되므로, 점, 사마귀, 주름살 제거, 여드름 흉터 등의 피부과치료와 치과치료, 성형외과에서 의료용 레이저로 사용된다(그림 6.10).

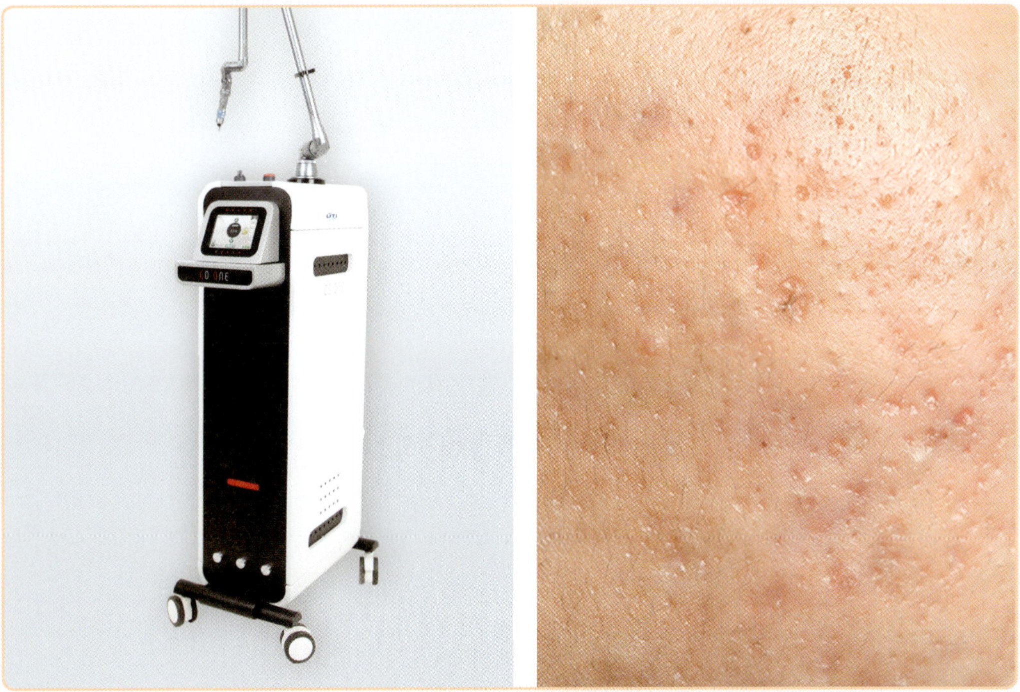

그림 6.10 의료용 CO_2 레이저 및 여드름 흉터 제거

(3) 아르곤 레이저 Argon Laser

아르곤을 사용하는 가스 레이저로, 488nm 파장의 청색과 514.8nm 파장의 녹색의 가시광선 영역에서 최대 출력의 연속 발진 레이저이다(그림 6.11). 광학, 레이저 계측과 의료용 응고장치나 피부치료 및 홀로그래피(holography) 등에 널리 사용된다. 헤모글로빈과 같은 붉은 색소에 잘 흡수되어 지혈에 좋고 광섬유를 통해서 전달될 수 있으므로 내시경과 함께 사용할 수 있다.

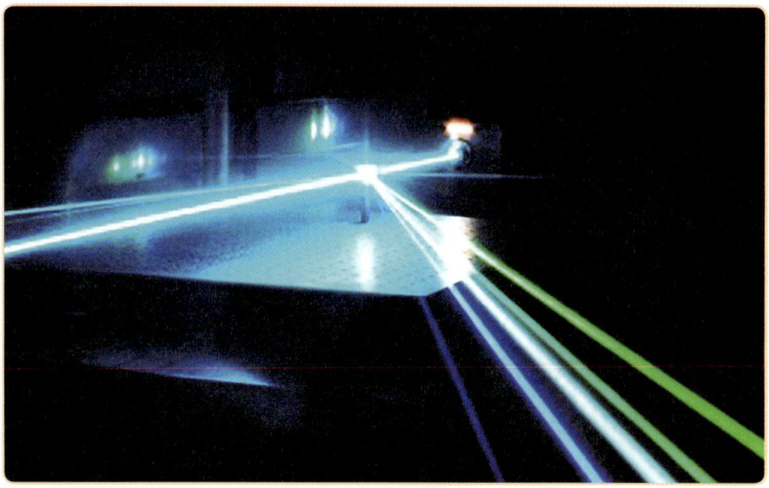

그림 6.11 아르곤 레이저

(4) 엑시머 레이저 Excimer Laser

자외선 영역에서 동작하는 대표적인 기체 레이저로 반도체 미세가공과 라식수술 등 안과수술에 널리 이용되는 엑시머 레이저는 1970년 소련의 물리학자 바소프(Nikolai Basov) 등이 처음으로 발명하였다(그림 6.12). 반도체의 미세한 가공과 안과수술에 사용되는 이유는 매우 짧은 파장의 자외선은 에너지가 높고 긴 파장의 빛보다 작게 모을 수 있는 자외선 레이저 펄스의 특이한 성질 때문에 정밀한 가공이 필요한 고집적 메모리 칩 생산과 안과에서 렌즈 두께를 조정하여 근시 교정의 각막 성형과 아토피성 피부염, 원형 탈모증 등의 피부과 치료에 사용된다.

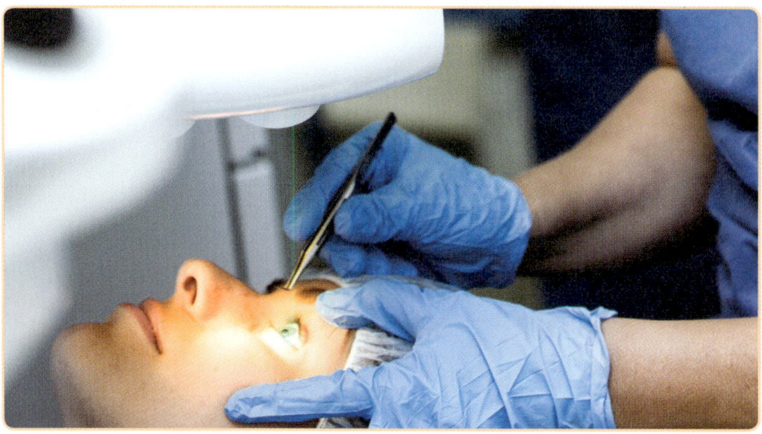

그림 6.12 엑시머 레이저를 이용한 안과수술

(5) 불화수소 레이저 Laser

공진기에서 불화원소와 수소 분자가 반응하면 불화수소분자가 형성되면서 2,700nm 파장이 발진하는 고출력 레이저로 대기권에서 쉽게 흡수되므로 대기권 밖에서 사용된다.

2) 액체 레이저 Liquid laser

액체를 증폭매질로 하는 레이저로 물이나 알코올(에틸알코올, 메틸알코올)에 유기 색소인 분자를 넣어 발진시키는 색소 레이저(dye laser)가 대표적이다. 매질로 사용되는 색소에는 많은 종류가 있으며 자외선에서 근적외선 영역까지 발진파장도 넓다. 수백 종류의 레이저 발진이 가능하고, 로다민(rhodamine) 색소를 가장 많이 사용한다. 발진 파장은 320~1,200nm의 파장을 가진 가변 레이저이다. 매질의 수명이 짧고 출력에 제한이 있지만, 넓은 파장 영역 때문에 연구용 광원으로 많이 사용되며, 의료용으로 쓰이는 코발트나 핵연료인 우라늄 동위원소를 분리하는데 사용된다.

3) 고체 레이저 Solid laser

발광체를 결정이나 유리 등 고체를 사용하는 레이저로 기체 레이저보다 큰 출력을 얻을 수 있다. 고체 레이저는 다른 종류의 레이저보다 기계적으로 다루기 쉽지만 안정된 연속 동작에서는 기체 레이저보다는 못하다. 고체 레이저의 종류로는 루비 레이저, 유리 레이저, YAG 레이저, YLF 레이저 등이 있다.

(1) 루비 레이저 Ruby Laser

인조 루비 결정을 이용하여 만들어진 최초의 고체 레이저로 루비 속에 함유한 미량의 크롬에서 발진하는 694.3nm 파장에서 눈으로 볼 수 있는 붉은색의 빛을 낸다. 피부의 검은 반점 등을 태워서 제거하는데 사용되고, 플라즈마 측정 연구, 열 가공, 미세한 구멍 뚫기, 펄스 광원 등에 사용된다(그림 6.13).

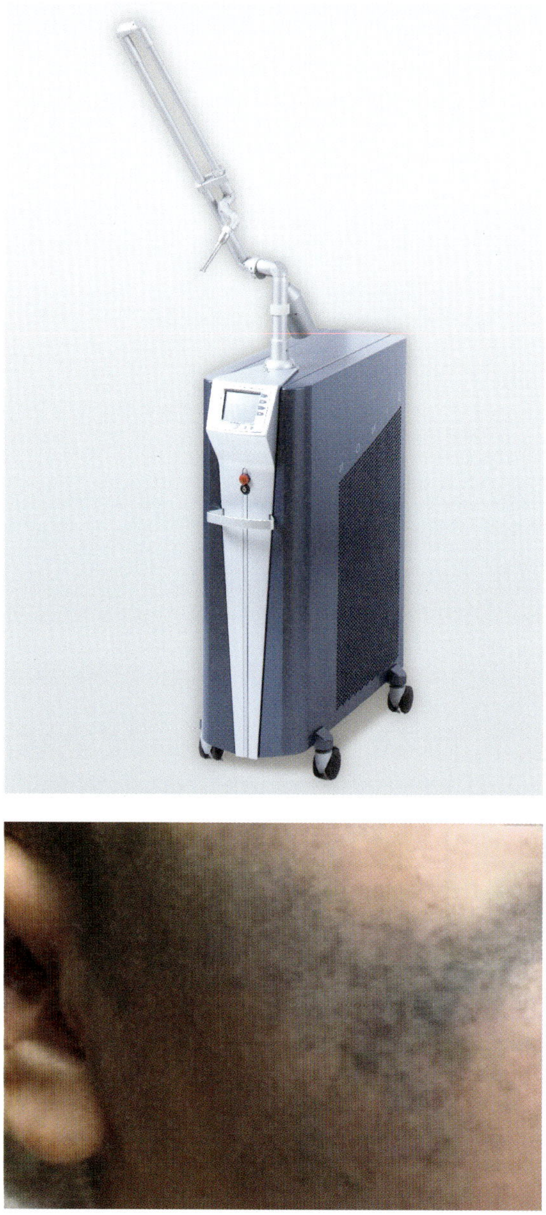

그림 6.13 루비 레이저로 표피성 색소 치료

(2) Nd-YAG 레이저 Nd-YAG Laser

색소 레이저와 함께 사용되어 온 Nd-YAG 레이저(네오디뮴-야그 레이저)는 1964년 벨 연구소(Bell Laboratories)에서 처음 개발되었다. YAG(Yttrium Aluminum Garnet, $Y_3Al_5O_{12}$)는 합성 보석으로 유사 다이아몬드로 큐빅이 만들어지기까지 많이 사용된 물질이다. YAG에 네오디뮴(Nd^{3+})이 도핑된 Nd-YAG 레이저는 적외선 영역의 1,064nm 파장이 기본 발진 주파수이며, 주파수를 2배, 3배로 하면 많이 사용되고 있는 532nm, 355nm 파장의 녹색 레이저 광원을 얻을 수 있다. 의료용 레이저 시술, 금속이나 플라스틱 가공과 먼 거리 측정 등에 사용된다(그림 6.14).

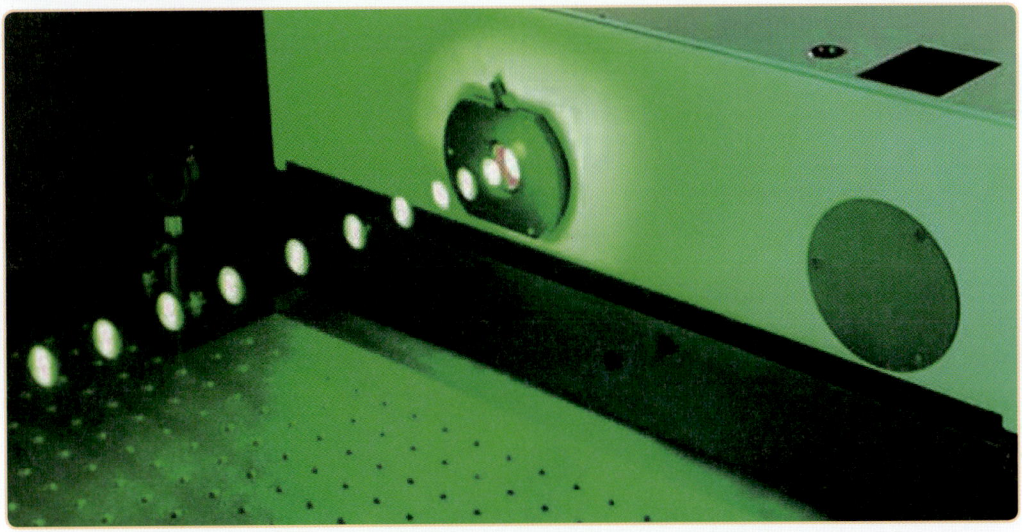

그림 6.14 녹색 빛을 방출하고 있는 Nd-YAG 레이저

(3) Nd-유리 레이저 Nd-Glass Laser

모든 레이저 중 대표적인 고출력 레이저로 규산 유리에 네오디뮴(Nd^{3+})을 도핑한 물질로 크세논 램프에 빛을 조사하면 1.06μm 파장의 빛이 유도방출되어 레이저광이 발진한다. 결정 레이저보다 효율은 떨어지지만 모양이나 크기를 자유롭게 선택할 수 있다. 고체 레이저 중 최대 출력이 발생하기 때문에 플라즈마나 핵융합 등에 사용하는 레이저이다(그림 6.15).

(4) 반도체 레이저 Semiconductor laser

빛을 내는 반도체 다이오드에서 발진하므로 가스 레이저(gas laser), 고체 레이저에 비해 소형이

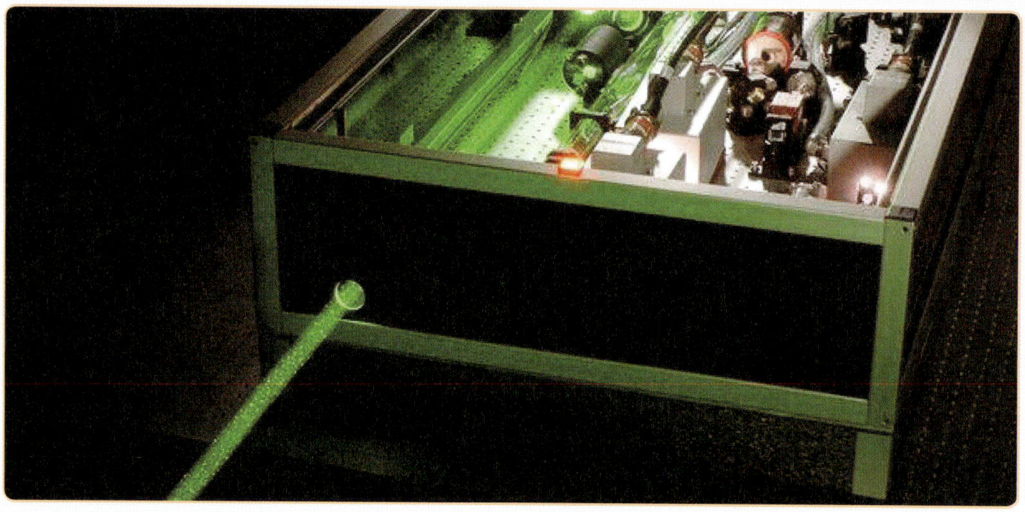

그림 6.15 Nd-유리 레이저

고 매우 편리하다. 효율이 높고 가볍기 때문에 전력 소모가 적고, 손쉽게 빛의 강도를 신호로 변화시킬 수 있으며 수명이 길다는 장점이 있다. 단점으로는 다른 종류의 레이저에 비해 간섭성이 떨어진다. 대표적인 반도체 레이저로는 GaAs, InP, InAs 등이 있으며 광정보처리, 광계측, 광섬유 통신, 레이저프린터, 광디스크, 가스 누설 센서 등 일상생활에 많이 사용되고 있다(그림 6.16).

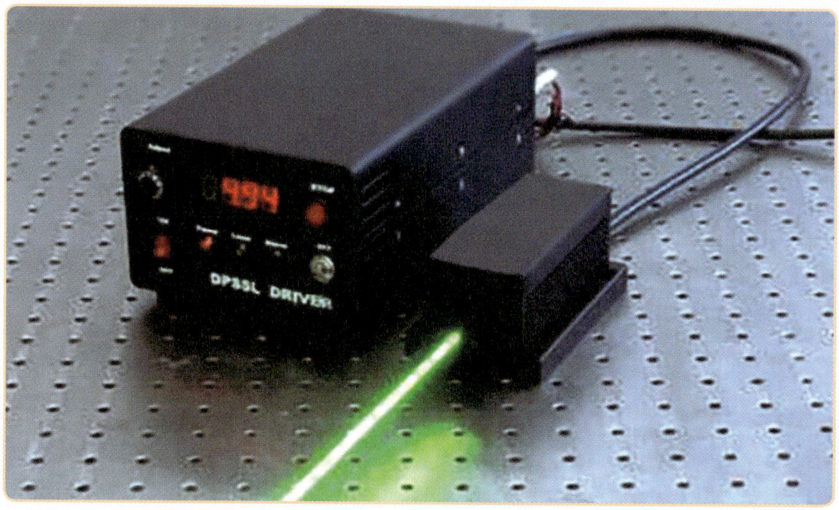

그림 6.16 반도체 레이저

5 의료용 레이저의 활용 및 종류

의료용 레이저는 1960년대 중반부터 개발되기 시작하여 루비, Nd-YAG, CO_2 레이저 등을 이용한 의료용 레이저가 1970년대 개발 및 응용되었다. 광학섬유(optical fiber)의 발전에 따라 1980년대부터 광도파로와 결합한 형태의 의료용 레이저가 개발되기 시작하여 내시경 수술 등 의료 분야의 새로운 영역이 개척되었으며, 1990년대부터는 Ho-YAG 레이저, Er-YAG 레이저 등 새로운 레이저 물질의 발견으로 의료용 레이저가 개발되었다.

의료 분야에서 레이저 사용은 크게 레이저 조사에 의한 열 효과를 이용하는 방법과 광화학적 효과를 이용하는 방법으로 나눌 수 있다.

열 효과에 의한 방법은 에너지 밀도가 높은 레이저를 생체에 조사하면 그 일부가 흡수되어 열로 변환되고 이때 발생하는 열적 파괴 효과를 이용하는 방법이다. 이 방법은 레이저를 작은 면적에 조사하여 생체조직을 일차원적으로 파괴함으로써 환부의 절개 및 제거 등을 한다. 또한 비교적 넓은 면적에 조사하여 환부조직을 응고시킨 후 괴사상태로 만들어 병소를 쉽게 파괴 · 제거하거나 조직, 혈액응고, 이상혈관의 제거, 피부질환 치료에 응용할 수 있다.

광화학적 방법은 레이저를 흡수할 수 있는 광감응제로 생체분자나 생체조직을 변화시키는 광활성화 작용을 치료에 응용하는 것으로, 최근 개발된 각종 광감응제가 종양의 조기진단과 치료에 효과적으로 사용될 수 있음이 밝혀지면서 큰 주목을 받고 있다.

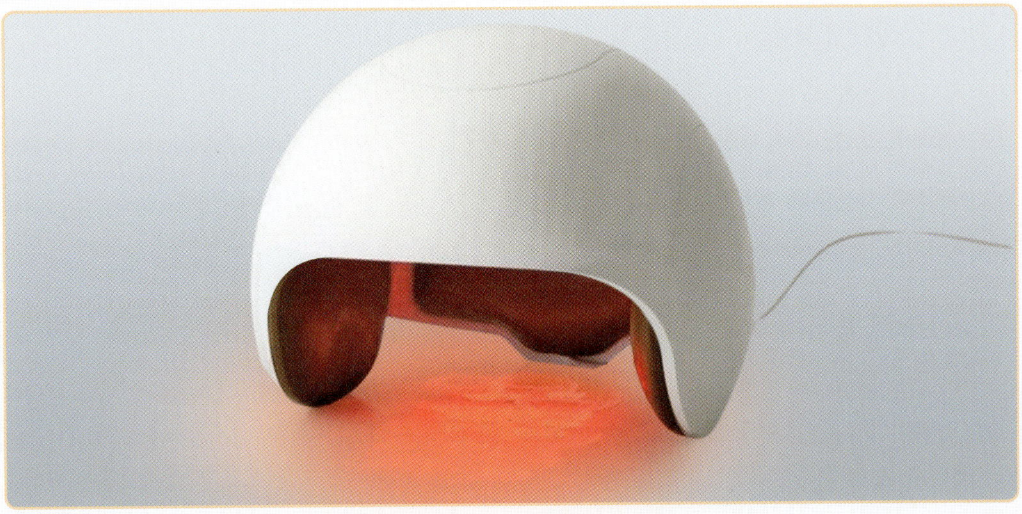

그림 6.17 탈모치료용 레이저

의료용 레이저는 출력의 세기에 따라 고출력과 저출력으로 구분한다. 고출력 레이저는 문신, 주름 제거, 절개 등 수술용으로 사용하고, 저출력 레이저는 생체자극을 이용한 통증 완화, 상처 치유나 모발생성 촉진(그림 6.17) 등의 가벼운 질환 치료에 사용되고 있다.

이와 같이 레이저는 생의학에서 진단과 치료를 목적으로 사용할 경우 생체조직의 광학적 특성에 대한 연구가 필요하다.

1) 활용

(1) 외과 분야

① 연속파 레이저 메스(무혈수술)

② 망막 박리치료(안과)

③ 펄스 레이저 메스(피부과)

④ 마이크로 외과용 레이저 메스(이비인후과)

(2) 레이저 쇄석장치

① 담석과 요로 결석

(3) 레이저 자극장치

① 레이저 침 요법

② 창상 치유 촉진

③ 암 광학적 치료

(4) 감각 보조용 레이저장치

① 시각장애인용 레이저 지팡이

② 홀로그래피 안경

2) 종류

CO_2 레이저, He-Cd 레이저, 아르곤 레이저, 크립톤 레이저, 헬륨-네온 레이저, Nd-YAG 레이저, 루비 레이저 등이 있다.

6 레이저의 적용방법

1) 탐침의 접촉 여부에 따른 조사방법

(1) 접촉법 Contract technique

레이저 치료 프로브(treatment probe)를 잡은 상태로 레이저 탐침(probe)이나 레이저 적용 부분을 피부의 치료 부위에 직접 접촉(압박)시켜 치료하는 방법이다(그림 6.18). 접촉법은 약간의 압박을 주면서 치료를 실시하며 물리치료에서 가장 많이 이용되고 있다. 탐침 압박법은 통증을 치료할 때 레이저 프로브를 움직이면서 정확한 통증점(pain point)을 찾는 것이 쉽고 피부상층 모세혈관층을 자극시켜 간접적인 혈액순환을 촉진시킨다.

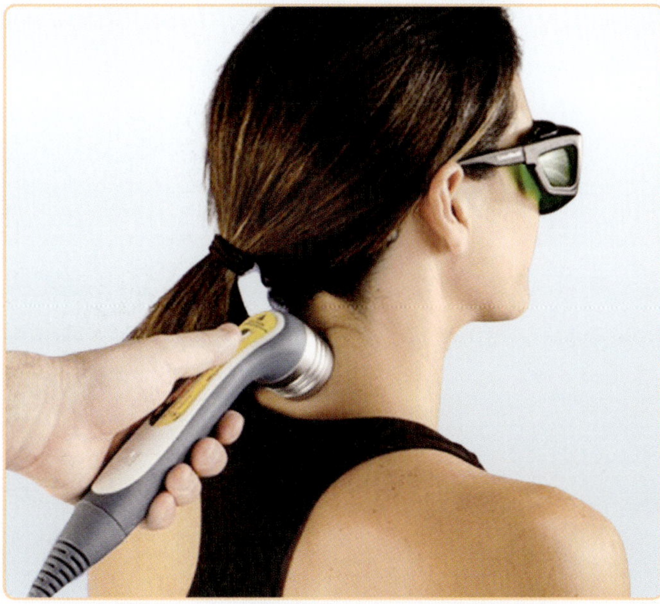

그림 6.18 치료 부위에 직접 레이저 광선 적용

(2) 비접촉법 Noncontract technique

레이저 탐침이나 레이저 적용 부분을 피부의 치료 부위와 공급기 사이에 일정한 거리를 유지하면서 치료하는 방법이다(그림 6.19). 레이저빔을 한 점에 고정시키는 방법과 막대 모양으로 이동하

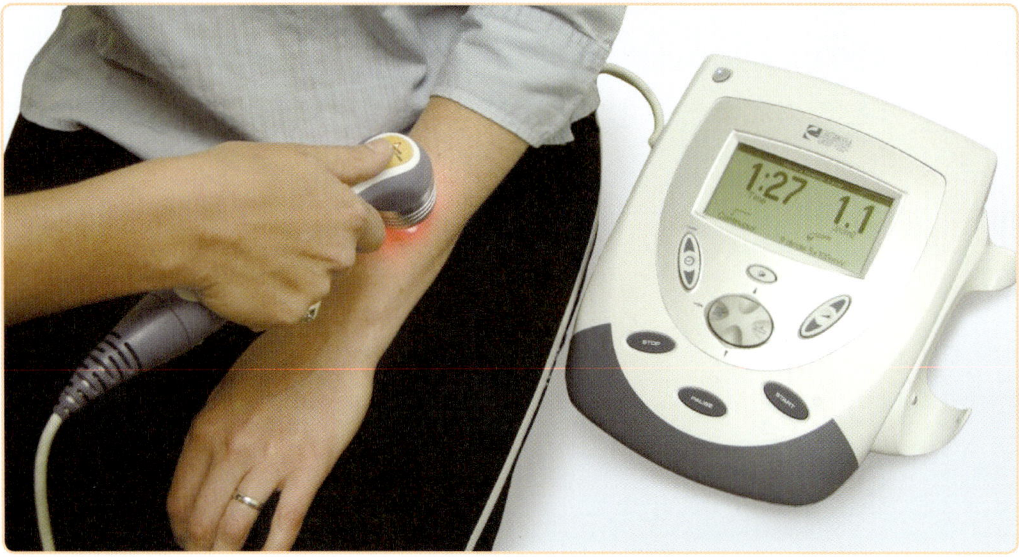

그림 6.19 치료 부위에 비접촉 레이저 광선 적용

는 주사선(scanning) 조사법이 있다. 접촉법에 비해 치료사 팔의 피로 문제는 해결되지만 치료 부위에 레이저광의 산란현상과 반사에 의해 많은 입사광이 상실되어 조사강도가 떨어지는 단점이 있지만 넓은 부위를 치료하고자 할 때 유용하다. 특히 욕창과 같은 접촉성 감염방지가 필요한 개방성 상처에 직접적인 접촉과 압박이 가해지면 안 되는 허혈, 혈종, 궤양 부위 등과 켈로이드성 상처치료에는 장점이 있다.

2) 치료 부위 면적에 따른 적용법

(1) 격자 조사법 Grid techniqe

레이저 탐침을 이용하여 상처 부위를 고르게 치료하기 위해 많이 사용하는 방법이다. 이 조사방법은 치료 부위에 레이저빔을 고르게 조사하기 위해 작은 격자형으로 나누어 피부 위에 수직으로 적용하는 방법으로 국소 피하지방조직 치료를 위해서 사용된다.

개방성 상처는 0.5~1cm 정도 떨어진 곳에서 1.5Joules/cm^{2}의 강도로 약 50초 정도 조사한다(그림 6.20).

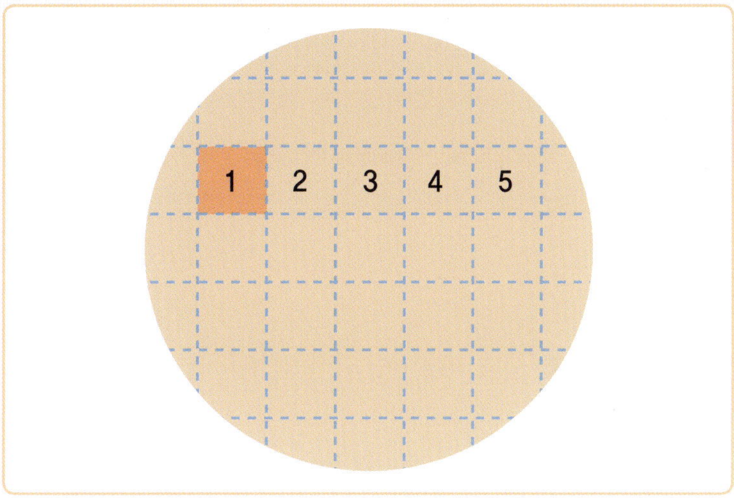

그림 6.20 단일 프로브를 이용한 격자 조사법

(2) 주사선 조사법 Scanning techniqe

치료사가 직접 프로브를 가지고 치료하기 어려운 경우에 사용하며 레이저 탐침을 상처 부위 1cm 위에 고정시켜 막대모양으로 이동하여 사용한다(그림 6.21).

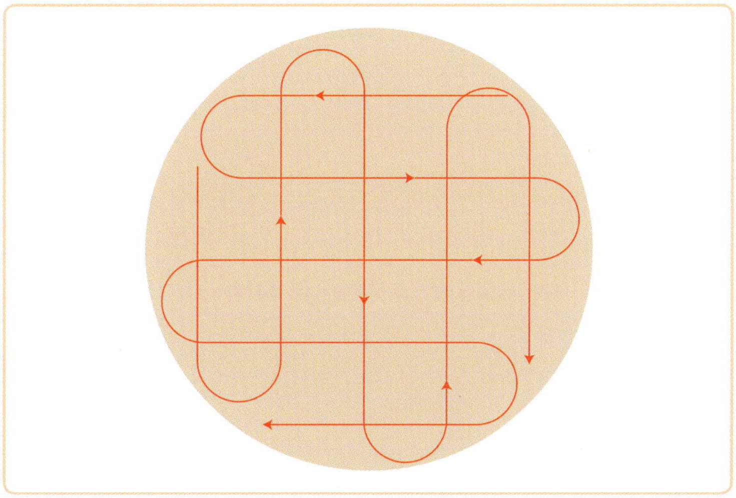

그림 6.21 주사선 조사법

레이저광선이 고정되어 있지 않고 일정한 경로를 따라 일정한 시간간격으로 움직인다. 치료사가 환자 옆에서 지속적으로 프로브를 잡고 치료하지 않아도 되는 장점은 있지만 정교성이 떨어지는 단점이 있다. 상처표면과 레이저 탐침 사이에 감염방지가 필요한 화상조직, 피부이식 부위, 괴사 등의 치료에 유용하며 가로, 세로 25×25cm 이내에서 에너지 강도는 약 6Joules/cm^2 강도로 5~10분 정도 조사한다.

(3) 점 조사법 Point techniqe

침술효과를 얻기 위해 경혈이나 통증점(pain point)에 레이저 탐침을 피부에 직접 접촉시켜 수직 또는 약간 각도를 주어 사용한다. 이 조사법은 작은 관절부와 근막통증증후군 등의 치료에 유용하며, 한 지점에 고정하여 치료할 때는 10Joules/cm^2 이내의 강도로 6~10분 정도 조사한다(그림 6.22).

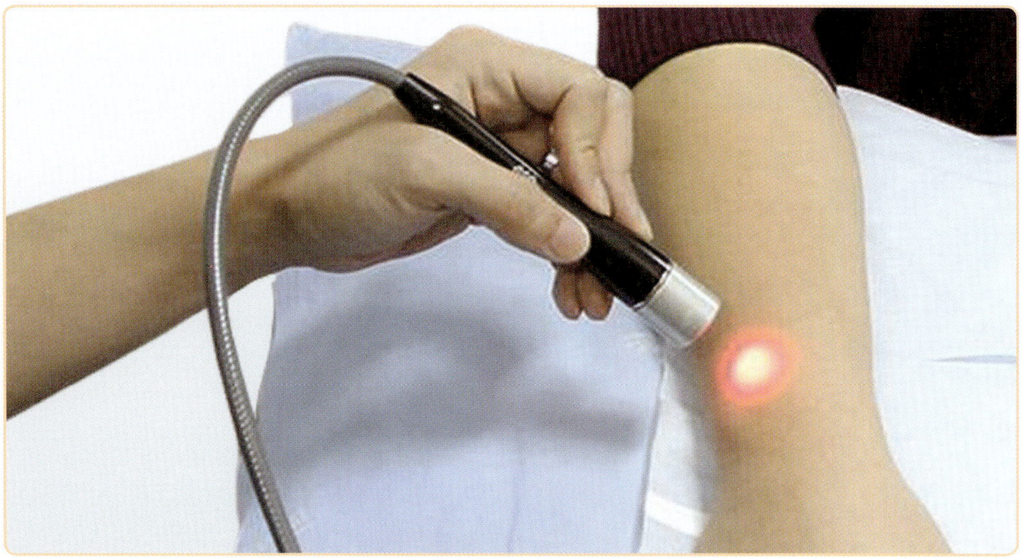

그림 6.22 단일 프로브를 이용한 점 조사법

3) 레이저빔의 형태

(1) 연속파 레이저

시간적으로 일정한 출력으로 계속 발진할 수 있는 레이저로, 출력이 거의 변동 없이 지속적으로 방출되므로 표적 조직에 대한 효과 외에 심한 화상과 흉터가 발생하여 펄스 레이저가 개발되었다.

(2) 펄스 레이저

시간적으로 발진, 정지가 있는 레이저를 말한다. 일정한 시간적인 간격을 두고 레이저 빛이 한 동안 약하게 그다음은 매우 짧은 시간 동안만 강하게 방출하기를 반복되게 하여 표적 조직만 공격하고 주위 조직 손상은 매우 적게 일어나게 하는 방법이다. 레이저가 방출되지 않는 동안에 광학 공진기에 레이저 에너지가 충분히 축적되게 하다가 다음 펄스 때 높은 출력밀도를 방출시키면 펄스와 펄스 사이에 조직의 온도가 낮아지므로 주위 조직의 열전도가 연속파 레이저보다 낮아 화상 위험이 줄어든다.

(3) Q-Switching

어떤 조작을 통해 레이저 발진이 일어나기 어려운 조건을 만들어 레이저 빛이 준안정상태에 머물게 하면서 레이저 빛을 가진 분자들이 많아질 때까지 기다렸다가 극히 짧은 시간 동안에 매우 높은 출력을 순간적으로 방출하는 레이저 방식이다. Q의 의미는 물리학과 전자공학에서 사용하는 품질인자(quality factor) Q에서 유래되었다.

4) 치료강도 산출법

치료 부위에 따라 적용되는 에너지의 강도는 레이저 장비의 출력과 치료시간에 따라서 조사 부위의 에너지 공급량이 달라진다. 치료 시 적용되는 에너지는 다음의 공식으로 계산한다.

$$\text{출력밀도}(W/cm^2) = \frac{\text{레이저 출력}(W)}{\text{치료면적}(cm^2)}$$

$$\text{에너지밀도}(J/cm^2) = \frac{\text{레이저 출력}(W)}{\text{치료면적}(cm^2)} \times \text{치료시간}(sec)$$

$$\text{치료시간}(sec) = \frac{\text{에너지밀도}(J/cm^2)}{\text{레이저 출력}(W)} \times \text{치료면적}(cm^2)$$

일반적으로 치료를 처음 시작할 때의 치료강도는 다음과 같다.

- 근육계 통증의 진통효과: 2~4 J/cm^2

- 관절통의 진통효과: 4~8 J/cm^2
- 급성 및 아급성 염증의 항염효과: 1~6 J/cm^2
- 만성 염증의 항염효과: 4~8 J/cm^2
- 순환효과: 1~3 J/cm^2

5) 임상치료 적용의 예

① 머리 목뼈, 척추 통증, 어깨뼈 주위 관절염, 무릎관절통 치료 시 각 치료 부위에 4분씩 5~6지점을 선정하여 1주에 3회 정도로 총 10~12회 정도 치료한다.

② 허리관절통 및 등뼈관절통의 치료 시 각 치료 부위에 3분씩 6~8지점을 선정하여 1주에 3회로 총 12회 정도 치료한다.

③ 여드름(acne vulgaris) 치료는 각 치료 부위에 3분씩 6~8지점을 선정하여 총 10~12회 정도 치료한다.

7 레이저의 생물학적 효과

1) 세포조직에 미치는 효과

(1) 열 효과 Heat effect

태양열에 의해 피부가 타는 것과 비슷하게 레이저빔에 노출되면 피부가 붉게 변하고 수포가 생기게 된다. 또한 레이저빔을 짧은 시간에 집속시키면 200~1,000℃ 이상의 온도를 상승시켜 강판을 절단하거나 생체조직의 비정상적인 세포조직을 파괴시킴으로써 섬세한 절단수술을 할 수 있다.

(2) 압력 효과 Pressure effect

레이저의 빛은 조사 부위에 아주 적은 압력을 준다. 이 압력은 빛이 한 군데로 모이는 집속점에 100만g(중력 가속도 g의 100만 배)의 큰 가속도가 발생하여 레이저의 집속점에서 단시간에 빛에너지가 열에너지로 변환되어 세포막의 파괴, 세포로부터의 수분 증발, 팽창, 세포의 파열의 효과를 가져 온다.

(3) 광 효과Light effect 또는 흡수 효과Absorption effect

레이저는 빛으로도 작용한다. 아르곤 레이저의 푸른빛과 초록빛은 붉은색의 조직에 잘 흡수되는 것처럼 일반적으로 빛은 그 보색을 나타내는 물질에 최대로 흡수된다. 생체색소 중 멜라닌 색소를 갖는 조직이나 이 색소를 갖는 악성 종양에 대해 레이저 조사에 의한 조직파괴가 이러한 이유 때문이다.

(4) 전자기 효과Electromagnetic effect와 응고 효과Coagulation effect

레이저 펄스에 집중된 전자기 에너지에 의해 일어나는 전기적 효과는 적혈구가 레이저빔을 받음으로써 전기전도에 변화를 일으킨다.

레이저 집속광 에너지에 강한 전자장이 발생되면 국소조직의 이온화, 원자나 분자에 의한 직접작용, 들뜸, 열 등에 의한 조직파괴가 생긴다. 또한 혈액응고 효과는 레이저를 이용하여 소화관을 포함한 내부 장기의 지혈을 할 수 있으며, 기존의 기계적인 메스로는 사용하기 어려웠던 내부 장기의 부분 절제술에도 사용한다.

(5) 생리적 효과

레이저빔을 조사받게 되면 레이저빔의 자극으로 세포호흡과 미토콘드리아의 인산화(phosphorylation) 반응이 증가되고, DNA와 RNA의 자극으로 단백질 형성의 촉진과 세포구성물의 변화가 발생하여 생체효소와 호르몬의 조절작용이 이루어진다.

이로 인해 단백질 교원합성이 가속화되고 치유조직의 혈관화가 증대되고 미세세균의 감소작용으로 통증이 완화된다.

8 레이저의 치료적 효과

① 미토콘드리아막의 흥분과 핵산의 자극 증대로 단백질 합성의 증가, 교원섬유의 생성, 모세혈관화 및 세포분열의 증대로 흉터조직이나 손상조직의 치유기간 단축

② 인체의 직접적인 생체자극으로 원인 치료 가능

③ 세포나 조직 차원의 생체자극으로 인한 세포호흡 증대, 모세혈관화, 혈관확대 효과

④ 급성 및 만성 통증을 감소시키는 진통 효과

⑤ 손상에 따른 말초신경 재생속도 촉진

⑥ 외상성 부종이나 혈종의 감소 효과

9 레이저치료의 적응증과 금기증

1) 적응증

(1) 감염 부위 치료

박테리아 및 바이러스의 감염 부위(inflammation)에 적용

(2) 흉터조직Scar tissue의 회복 촉진

① 조혈의 활성화

② 부신과 성호르몬 기능의 자극

③ 상처 치유 속도 촉진

④ 피부구조의 재배치 촉진

⑤ 신경재생속도 증가

⑥ 교원섬유의 증가(회복 속도 30~50% 정도 단축)

(3) 통증 감소

① 신경세포막의 과분극화

② 역치의 상승

③ 알파 신경섬유의 활성화로 엔돌핀(endorphin)의 분비 및 순환 증가

(4) 피부 질환

① 흉터조직(scar tissue): 수술 후의 상처, 외과적 상처, 피부과 질환의 회복 촉진

② 욕창, 궤양, 정맥류 치료

③ 습진(eczema)

④ 여드름(acne)

(5) 미용적 효과

① 기미와 섬유모세포와 탄력섬유의 합성 증대

② 주름살, 산후의 복부 튼살(stretch mark) 감소

(6) 근골격계 질환

① 관절염(arthritis)

② 윤활막염(synovitis)

③ 초기의 무릎 물렁뼈증

④ 힘줄염

⑤ 삠(sprain)

⑥ 류마티스성 질환(rheumatic disease)

⑦ 허리 통증(low back pain)과 추간판탈출증

⑧ 얕은 층의 모든 관절 감염

2) 금기증

① 눈 주위에 직접 조사: 치료사와 환자 모두 안구 조사를 피하기 위해 보안경 착용, 레이저빔이 눈에 노출되면 안저나 결막의 손상 초래

② 갑상선장애자: 레이저 조사 시 갑상선 분비 촉진

③ 남성의 외생식기 주변: 성선 및 고환의 내분비장애 우려

④ 임산부의 복부 조사: 자궁 수축 우려

⑤ 18세 미만 소아의 성장뼈끝 부위

⑥ 종양 부위, 신생물(neoplasma) 주위

⑦ 바이러스성 질환(DNA 증식 우려) 및 급성 감염 환자

⑧ 월경 중의 복부

⑨ 간질성 환자

⑩ 심부전증 및 중증의 정맥 질환자

⑪ 심박조율기(pace maker) 착용자(레이저 조사 시 심박조율이 방해될 수 있음)

⑫ 말초신경장애의 좌심실 부전증 환자

⑬ 심장장애 환자

용어정리

간섭성(coherence) 동일 위상과 동일 방향을 갖는 규칙성이 높은 빛

단색성(monochromatic) 하나의 빈도, 파장, 색의 광선

들뜬상태(excited state) 바닥상태의 원자가 에너지를 얻어 불안정한 상태로 높은 수준의 에너지 상태

레이저(laser) 유도방출에 의한 빛의 증폭, 간섭성을 가진 특수한 빛

매질(medium) 어떤 파동 또는 물리적 작용에 의한 요동을 한 곳에서 다른 곳으로 전달해 주는 매개체

바닥상태(ground state) 원자의 에너지가 가장 낮은 수준으로 자연상태에서 일반적인 원자의 에너지 상태

반전분포(population inversion) 유도방출과정으로 증폭된 빛인 레이저를 방출하기 위해서 바닥상태의 원자보다 들뜬상태의 원자가 더 많은 상태

유도방출(stimulated emission) 들뜬상태의 원자에 에너지를 넣어주면(바닥상태로 돌아가면서) 그 에너지와 동일한 위상의 빛을 방출하는 현상

자연방출(spontaneous emission) 들뜬상태의 원자가 자발적으로 바닥상태로 돌아가면서 에너지를 방출하는 현상

주파수(frequency) 일반적으로 시간당 파동을 나타내는 Hz로 측정되는 단위시간당 파동의 수

파장(wavelength) 같은 위상을 가진 서로 이웃한 두 점 사이의 거리

단원정리

1. 27세 남성인 정○○ 씨는 농구시합 중 발을 헛디뎌 오른쪽 발목이 안쪽 벌림되면서 손상을 받아 병원에 내원하여 검사한 결과 신경학적인 문제도 X-ray상에서도 이상소견을 보이지 않았고 가쪽 발목 삠 진단을 받았다. 발목 가쪽 부위에 압통과 약간의 부기가 있는 상태였다. 발목에 나타나는 증상을 해결할 수 있는 한방의 침술과 빨간색 파장을 가지는 최초의 가스 레이저로 가격이 싸고, 취급하기 쉬우며 물리치료실에서 주로 사용되는 레이저는?

① YAG 레이저
② He-Cd 레이저
③ He-Ne 레이저
④ Ar 레이저
⑤ CO_2 레이저

※ 정답 및 오답 근거:

2. 요양병원에 거주하는 85세 남성 정○○ 씨는 욕실에서 엉덩방아를 찧어 엉덩관절 골절로 오랜 침상 생활 중 엉치뼈 부위에 욕창 3단계 진단을 받았다. 이 증상을 치료하기 위해 주로 사용하는 조사방법은?

① 주사선 조사법
② 격자 조사법
③ 도자 조사법
④ 점 조사법
⑤ 열선 조사법

※ 정답 및 오답 근거:

3. 레이저 치료기의 특징으로 옳은 것은?

① 레이저빔은 주파수와 파장의 길이에 따라 달라진다.
② 평행하게 진행하지만 원거리에서는 산란과 굴절이 일어난다.
③ 각각의 광자 파동의 위상이 시간적으로나 공간적으로 일치한다.
④ 밝기가 일반광선에 비해 낮다.
⑤ 자외선, 가시광선, 적외선과 같이 여러 가지 색이 방출되는 광선이다.

※ 정답 및 오답 근거:

4. 레이저치료 시 작용 에너지를 산출하는 공식으로 옳은 것은?

① 출력×치료부위면적/치료시간
② 출력×치료시간/치료부위면적
③ 출력×치료시간×치료부위면적
④ 치료부위면적×치료시간
⑤ 출력×치료시간

※ 정답 및 오답 근거:

5. 레이저치료의 적응증으로 옳은 것은?

① 청소년의 성장뼈끝 부위
② 갑상선장애자
③ 급성 감염 환자
④ 종양 부위
⑤ 바이러스의 감염 부위

※ 정답 및 오답 근거:

6. 레이저의 4대 특성에 대한 설명으로 틀린 것은?

① 단색광이란 단일 파장 또는 단일색의 빛을 말한다.
② 휘도란 단위면적당 방출되는 빛의 출력밀도를 말한다.
③ 원거리에도 빛이 퍼지지 않고 일정한 방향으로 직진하는 성질을 가지고 있다.
④ 레이저광선의 4대 특성은 간섭성, 단색성, 지향성, 고확산성이다.
⑤ 레이저에서 방출된 빛은 일반광선에 비해서 간섭성이 강하다.

※ 정답 및 오답 근거:

7. 액체를 증폭매질로 하는 레이저로 물이나 알코올 용매에 유기 색소를 녹여서 이를 활성매질로 사용하여 발진하는 대표적인 액체 레이저는?

① 색소 레이저 – 쿠마린 레이저
② 루비 레이저 – Nd–유리 레이저
③ 헬륨–네온 레이저 – 아르곤 레이저
④ 폴리페놀 레이저 – 엑시머 레이저
⑤ 스틸벤 레이저 – 홀뮴 레이저

※ 정답 및 오답 근거:

정답: **1** ③ **2** ① **3** ③ **4** ② **5** ⑤ **6** ④ **7** ①

참고문헌

김덕원(1990). 의료용 Laser. 한국광학회지, 1 (1): 107-13.

김선칠 외(2014). 의료용 레이저의 이해. 청구문화사.

김순희 외(2008). 광선치료학. 하늘뜨락.

김영식(2010). 레이저의 발전과 응용. 광학과 기술, 4권 2호.

김희제(2000). 레이저 공학의 기초 및 응용. 부산대학교출판부.

박찬의 외(2015). 광선치료학. 대학서림.

오철환(2005). 레이저의 과학. 두양사.

월간 전자기술 편집위원회(2011). Electronics plus 전자용어사전. 성인당.

이규창 외(2021). 근거기반 접근 물리적 인자치료. 학지사메디컬.

이규창 외(2021). 물리적인자치료. 학지사메디컬.

이치원(2011). 이해하기 쉬운 광학과 레이저 그 원리와 이용. 공주대학교출판부.

정종영(2010). 임상적 피부관리. 도서출판 엔디월드.

Hitz(2006). 레이저의 기술. 청문각.

Hofer, A., Kerl, H., Wolf, P.(2001). Long-term results in the treatment of vitiligo with oral khellin plus UVA. Eur J Dermatol, 11: 225-229.

Perter, B., Kaare, C., Agneta, T.(2001). Intense Pulsed light source for treatment of fascial telangiectasias. J Cosmetic & Laser Ther, 3: 169-173.

Vladimirov, Y.A., Osipov, A.N., Klebanove, G.I.(2004). Photobiological principles of therapeutic applications of laser radiation. Biochemistry, 69: 81-90.

7

일광치료

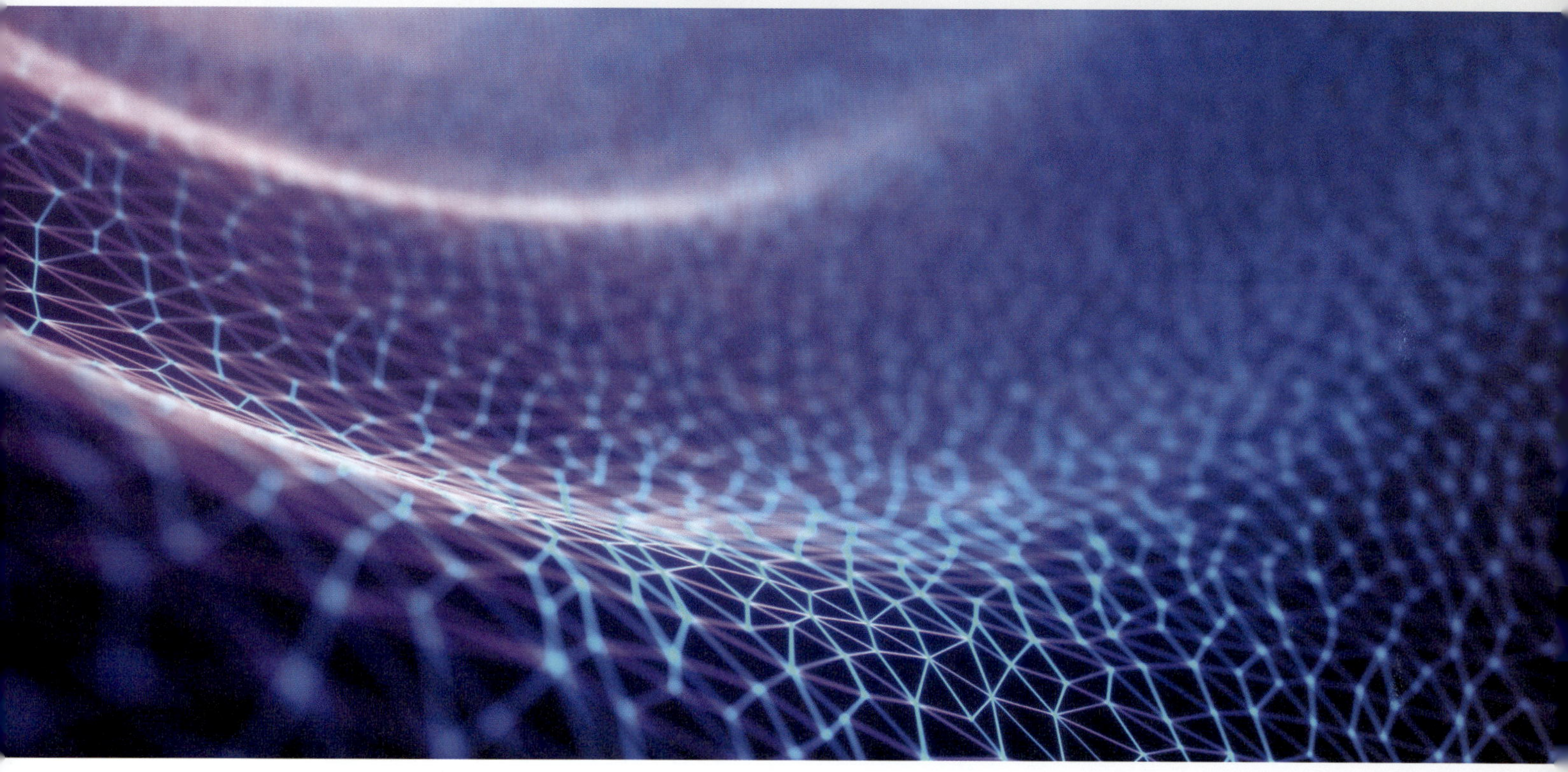

학습목표

1. 일광욕의 개요를 이해하고 설명할 수 있다.
2. 태양광선을 이해하고 설명할 수 있다.
3. 피부의 광반응을 이해하고 설명할 수 있다.
4. 일광욕의 치료기법과 적응증을 설명할 수 있다.
5. 일광욕의 주의점을 설명할 수 있다.
6. 선탠방법과 자외선차단지수를 설명할 수 있다.

1 일광치료의 개요

일광치료(heliotherapy)는 태양광선을 치료적 방법으로 이용하는 오래된 방법이다. 태양광선은 지구상의 모든 생명체의 신진대사에 관여하고, 생명 유지에 필수적인 요소이다. 과거 로마시대에는 건강 증진을 위해 일광욕실을 건설하기도 하였으며, 이러한 일광욕을 통해 질병을 치료한다는 생각을 가지고 있었다. 히포크라테스는 근육이 약화된 자에게 일광치료를 적용하였고, 그리스 의사인 안틸레우스(Antylleus)는 궤양과 비만(obesity) 치료에 일광치료를 사용하였다. 이후 18세기 후반에는 일광치료를 구루병(rickets) 환자에게 시행하였다. 일광치료는 사람에게 미치는 여러 가지 광생물학적 현상을 통해 질병의 예방 및 치료에 적용하는 분야이다.

2 태양광선

1) 태양광선 구성

- 자외선(ultra violet light): 390nm 이하의 파장을 가진 광선으로 피부에 광생물학적 반응을 유발한다.
- 가시광선(visible light): 390~770nm의 파장을 가진 광선으로 광생물학적 반응에 크게 관여하지 않고, 눈의 망막을 자극한다.
- 적외선(infrared light): 770~15,000nm의 파장을 가진 광선으로 열과 관련이 있고, 피부 혈액순환에 작용한다.

3 자외선

자외선(Ultra Violet, UV)은 살균력이 강한 광선으로 피부에 화학작용을 일으키기 때문에 화학선이라고도 한다. 자외선은 열이 없는 광선으로, 태양광선 중 5%에 지나지 않지만 인체에 매우 자극적일 수 있다. 인체에는 치명적인 광선으로 피부노화를 비롯하여 모세혈관확장증, 광노화 현상, 일광화상, 백내장, 면역기능 저하, 피부암까지도 발생시킬 수 있다.

태양광선에서 방사되는 자외선은 3가지 형태로 UVA, UVB, UVC가 있다. 이중 UVC는 성층권의 오존에 의해 흡수되지만, 최근 급속한 산업발전으로 프레온 가스(CFCs)와 같은 유해화학물질이 다량 방출됨으로써 오존층이 파괴되어 심각한 문제로 연결되고 있다.

연구결과에 의하면 오존량 1% 감소 시 2~4%의 자외선 방사량이 증가한다. 자외선 방사량이 1% 증가할 때 피부암 발생률은 2~5% 증가된다고 보고되었다.

현재 자외선지수는 정오를 기준으로 태양광선이 최대인 시간 동안 지표면에 도달하는 자외선 복사 세기를 기준으로 산출한다. 세계기상기구(WMO)에서는 자외선지수의 통일성을 위해 표준 자외선지수를 설정하는 방법을 연구하고 있다.

1) 자외선지수 Ultraviolet exponent

자외선 지수는 지표에 도달하는 자외선 강도를 지수화하여 나타낸 것으로 자외선 강도는 모두 5등급으로 나눈다.

① 매우 낮음: 0~2.9

② 낮음: 3.0~4.9

③ 보통: 5.0~6.9

④ 높음: 7.0~8.9

⑤ 매우 높음: 9.0~10.0

※ 현재 우리나라의 자외선 예보는 정오 시점의 자외선 세기를 기준으로 한다.

4 피부의 광 반응

1) 태양광선

태양광선은 인간을 비롯하여 모든 생물의 신진대사를 가능하게 하는 에너지의 원천이나 만성적이고 과도한 노출은 피부에 여러 가지 손상을 입힌다.

(1) 태양광선이 지구표면에 도달하는데 영향을 미치는 인자

- 지리적 위치(위도, 고도, 지형 등)

- 오존량과 대기의 여과 능력(먼지, 스모그, 습도 등)
- 태양의 위치 등 환경 여건

(2) 태양광선이 실제로 피부에 미치는 반응인자

- 광선의 강도와 지속시간에 따른 광선의 양
- 광선의 파장
- 개개인의 개별적인 피부민감도

태양광선 중 5% 정도가 자외선으로, 지구에 도달하는 것은 1% 정도(290~390nm)에 불과하다(그림 7.1).

- 0.2%가 우리 몸에 광 화상(sun burn) 같은 손상을 일으킨다.
- 290nm 이하 UVC는 오존층에 흡수된다.
- 320~390nm와 긴 가시광선은 피부를 자극하는 반응을 일으킨다.

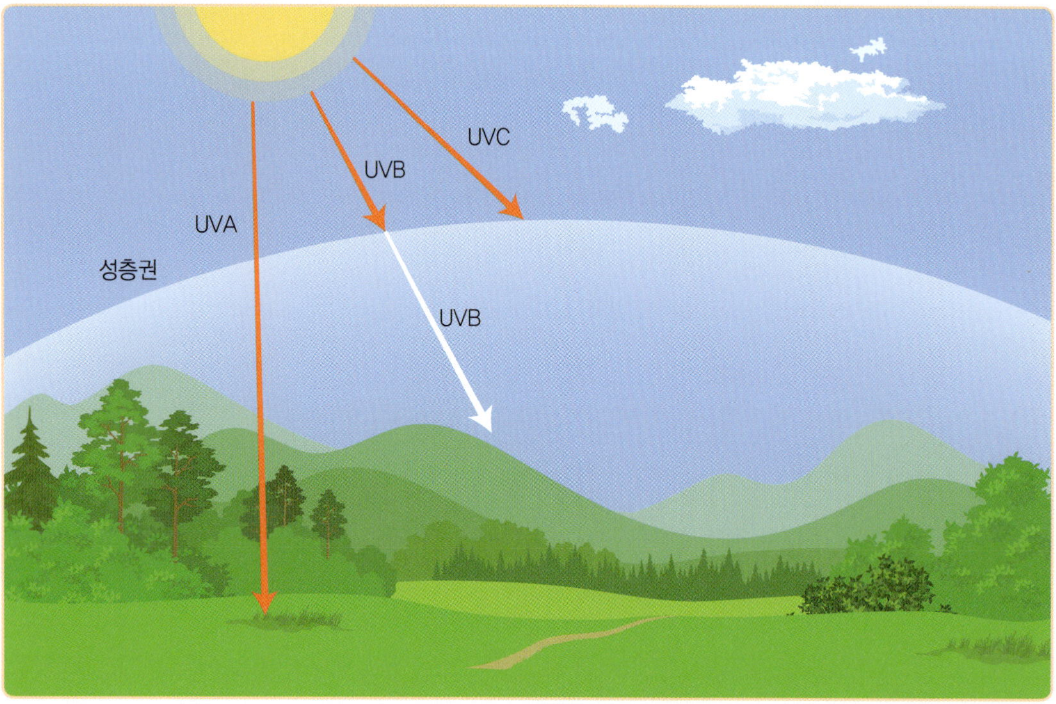

그림 7.1 태양광선의 자외선 종류

2) 태양광선의 직접반응

- 화상
- 노화 또는 피부암
- 자외선에 의한 피부세포 DNA의 손상

3) 태양광선의 간접반응

우리 몸에 있는 광과민물질이 자외선과 화학적 작용을 일으키는 것이다. 광과민물질은 포르피린, 의약품, 화장품, 식품 등이 있다.

(1) 원인

- 내인성: 광과민반응(색소 결핍증) – 자외선
  포르피린증(광과민물질, 유전질환) – 가시광선(390~770nm)
- 외인성: 광과민반응 – 의약품, 화장품, 식품 등에 첨가된 과민물질, 생활습관(action spectrum: 320~420nm)에 의한다.

4) 광의 독성반응 Photo toxic reaction

- 태양광선 간접반응과 유사하다.
- 태양광선 증감 물질이 체내에 섭취되면 피부의 광 감수성이 항진되어 일어난다.
- 태양광선이 조사되면 들뜬상태가 되고 화합물이 활성화된다. 이것이 바닥상태로 돌아오는 과정에 주변 물질의 분해, 합성, 산화, 중합이 발생한다.
- 광증감물질
  - 의약품: 항생제, 정신요법제, 당뇨치료제, 항진균제, 이뇨제 등
  - 화합물: 안스라센, 아크릴진, 포르말린
- 광선: 가시광선, 자외선
- 증상: 홍반과 부종, 색소침착, 피부박리, DNA · 세포막 · 미토콘드리아 등의 손상

5) 지연성 광 독성반응

- 식물추출물과 에센셜류에 포함되어 있는 폴크마린화합물에 의해서 일어난다.

- 감귤, 미나리, 뽕나무에 있는 벨가푸텐(5-methoxypsoralen) 물질이 광 독성작용을 한다.
- 피부색소 증감: 320~389nm(최대 360nm)

6) 광 알레르기반응

- 태양광선 감각작용물질에 반복하여 접촉 후 일어나는 지연성 광과민반응이다.
- 태양광선 화합반응에 변성된 단백질이 합텐과 결합하여 항원이 되고 광 알레르기반응이 나타난다.
- 증상: 조사 후 24~48시간 내에 반응이 있고, 반복 조사 시 만성형으로 바뀐다. 심한 경우 가려움증을 동반하고, 홍반, 수포, 습진성 병변이 생긴다.
- 광감각작용물질: 살리티아닐드(살균제)
- 태양광선차단제: P-아미노 안식향산(PABA)이 함유된 광차단제를 바른다. 만족할 만한 광차단제는 아직 없다.

7) 지속적 광 반응

- 광감각작용물질을 멀리 하여도 수개월, 수년 후에 광선에 노출되면 지속적 광반응(persistent light reaction)이 일어난다.

5 자외선 강도

계절, 대기조건, 지형상 위치, 고도, 날씨에 따라 차이가 있다. 여름철 자외선 강도는 겨울철에 비해 6~7배가 높으며, 바다와 산과 같이 공기가 맑고 깨끗한 곳은 자외선의 양도 3~4배가량으로 많기 때문에 피부가 타기 쉽다. 특히 해변 모래사장, 바다, 스키장에서는 직사광선 외에도 물이나 눈에 반사되는 자외선이 증가한다(표 7.1). 자외선은 다음과 같은 경우에 피부 침투가 더욱 쉽다.

- 피부가 물에 젖어 있는 경우(수영장, 해수욕장)와 땀을 많이 흘린 경우
- 딥클렌징이나 필링을 하여 각질이 얇아진 경우
- 털을 제거한 후
- 광과민성물질을 접촉한 직후

표 7.1 장소에 의한 자외선의 반사율

장소	반사율	주의점
잔디밭	1~2%	직사광선에만 신경을 쓰고 자외선 차단크림을 바른다.
테니스코트	4~5%	다리에도 자외선 차단크림을 발라 양말 자국이 남지 않도록 한다.
모래사장	15~20%	반사광선에 신경을 써서 피부를 보호한다. 얼굴을 내놓고 수영하는 사람이나 보트를 타는 사람 등은 직사광선, 반사광선에서 2배의 자외선을 받는다.
수면	100%	모자나 타월을 이용하여 피부를 보호하고 자외선차단효과가 높은 제품을 바른다.

6 일광치료 적용기법

직접적인 일광욕에 들어가기 전에 신체를 공기에 노출시키는 예비 단계를 갖는 것이 관례로 되어 있는데, 특히 산악지역의 휴양소에서 필요하다. 이것은 환자를 공기의 냉각효과(cooling effect)에 적응시키기 위한 것이다. 환자는 수영팬츠만 입고, 노출 부위를 최대한으로 하며 일광욕을 할 때에는 검은 안경과 모자를 써서 눈과 머리를 보호한다.

효과적인 일광치료를 위해 롤리어 방법을 사용한다. 신체를 다리, 종아리, 넙적다리, 배 및 가슴의 5개 부위로 구분한다. 일광치료 제1일에는 다리를 5분간 노출시키고, 제2일에는 다리와 종아리를 5분간 동시에 노출시킨다. 따라서 다리는 10분을 받는 것이 되고 종아리는 5분이 된다. 이와 같은 방법으로 노출 부위를 단계적으로 확대시켜 나간다. 따라서 신체 각 부위의 최소용량은 5분이고 치료시마다 5분씩 증가한다. 신체 각 부위의 용량을 확대시키는 방식의 이 치료는 신체 부위가 약 2시간 동안 노출될 때까지 계속될 수 있다. 환자가 불쾌감을 느낀다면 노출 치료시간이 너무 길기 때문이므로 조절하여야 한다. 일광치료가 효과적으로 적용된다면 식욕 증진, 전신적 편안함을 가져다 주고 피부는 탄탄해진다.

제3일에는 발은 15분간, 종아리는 10분간 노출시키며 넙적다리(thigh)를 5분간 노출시킨다. 제4일에는 배(abdomen)와 아래 등(lower back)을 같은 방법으로 포함시킨다. 제5일에는 가슴우리 부위를 앞과 뒤로 구분하여 노출시킨다. 이와 같이 노출 부위를 단계적으로 확대시키면서 신체의 아래부터 적용하는 각 부위는 매일 5분씩 노출시간이 증가된다(그림 7.2).

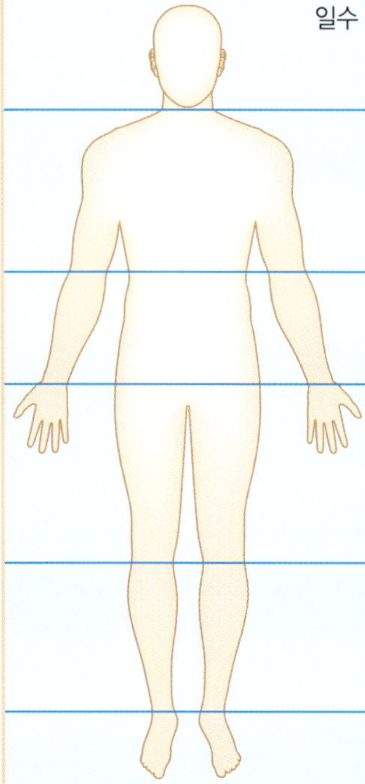

일수	1일	2일	3일	4일	5일	6일	7일	8일	9일	10일
					5분	10분	15분	20분	25분	30분
				5분	10분	15분	20분	25분	30분	35분
			5분	10분	15분	20분	25분	30분	35분	40분
		5분	10분	15분	20분	25분	30분	35분	40분	45분
	5분	10분	15분	20분	25분	30분	35분	40분	45분	50분

부위에 따른 노출시간

발을 시작으로 점차 노출시간을 늘리는 방법을 사용한다.

그림 7.2 롤리어 방법

7 비타민D 형성

최근 직장인이나 학생들이 실내에 오래 있어 햇볕을 적게 받거나 자외선차단크림 등의 남용으로 인해 피부에 닿는 햇빛을 차단하는 일이 많아 비타민D 부족 판정을 받는 사례가 늘고 있다. 겨울에는 야외활동이 줄어 '햇빛 비타민'이라 불리는 비타민D가 결핍되기 쉬워 주의가 필요하다. 비타민D는 칼슘과 인의 대사를 좌우하고, 음식물, 종합비타민제, 모유 등을 통해 섭취하게 되는 경우와 피부가 햇빛에 노출될 때 합성으로 인해 생성된다.

비타민D가 부족하면 칼슘, 인의 혈액 내 농도가 충분히 높아지지 못해 골격 약화나 뼈의 휨이 나타난다. 뼈의 양은 정상이지만 뼈의 밀도가 감소된 상태로 뼈가 연해지고 골절되기 쉬운 상태가 된다.

비타민D 결핍의 질병 및 증상으로는 구루병, 골다공증, 우울증 등이 있다. 비타민D는 우울증과 불안증 완화에 도움이 된다. 한 연구에 따르면 계절정서장애를 겪고 있는 사람들의 경우 체내의 비타민D 수치가 높아질수록 증상 완화를 보고하였고, 비타민D 결핍은 남성의 발기부전에도 영향을 미친다는 연구결과도 있다.

비타민D 결핍치료는 부족한 비타민을 약으로 복용하거나 투여 등의 방법이 있지만, 낮 시간에 적절한 야외활동을 통해 일광욕을 하는 것도 도움이 된다. 비타민D 합성을 위해 매일 10~20분 실외에서 일광욕을 하는 것이 좋지만 장시간의 자외선 노출은 오히려 피부노화를 촉진하고 피부암을 일으킬 수 있으므로 특히 주의해야 한다. 식품으로 비타민D를 섭취할 때에는 높은 비타민D를 함유하고 있는 간유(대구과에 속하는 식용 어류의 신선한 간에서 얻은 지방유), 달걀 노른자, 버터, 우유 등을 섭취하는 것이 도움된다.

8 과용량 증상

과용량 노출 시 환자는 전신피로, 졸음, 식욕감퇴, 두통, 불면증 및 신경흥분 등을 호소한다. 너무 긴 시간 동안 일광욕을 한 사람들은 심리적 불안정과 불면증을 나타내면서 이러한 증상들을 겪게 된다.

9 주의점

심장혈관계통(cardiovascular system)과 호흡기 관련 질환인 심장병, 가슴막염, 폐렴 질환 등의 치료 시 과용량은 신체에 과부담을 줄 수 있기 때문에 주의하여야 한다. 과용량 발생 시 가장 큰 위험은 환자의 전신온도 상승이다. 따라서 일광치료를 할 때에는 사전에 체온과 맥박 확인이 필요하다. 체온 37℃, 맥박이 90회/분 이상이면 용량 감소가 필요하다.

10 일광욕기

최근 개발된 일광욕치료기로서 노르딕 일광욕기(nordic solarium)가 있는데, 자외선과 적외선 겸용 조사기로 자연 태양광선과 가장 가깝게 발생시킨다.

3~4개의 소태양등(mini suns)과 4~6개의 온열램프로 구성되어 있고, 자외선 석영램프(ultraviolet quartz lamp), 가변필터 및 적외선 사출기(emitters) 등이 있다.

목욕을 마친 후에는 혈관이 확장된 상태이고 체온의 발산이 커지기 때문에 체온 조절이 어려워 체온 저하로 한기를 느낄 수 있으므로 조심해야 한다. 이때 실내에 일광욕기를 설치하면 한기의 예방과 함께 치료효과를 볼 수 있다.

■ 치료효과

① 통증 감소

② 우울증 치료

③ 면역기능 강화

④ 항 알레르기 효과

⑤ 욕창의 예방과 치료

⑥ 살균효과 및 부종 감소

11 선탠방법

태양광선 중 자외선에 대한 피부 피해를 줄이기 위해서 심한 선탠을 피하고 조금씩 일광에 적응하며 서서히 멜라닌을 증가시키는 것이 좋다. 여름철에는 10~12시 사이에 자외선의 양이 가장 많기 때문에 이 시간을 피하고 그 외의 시간에 피부를 적응시켜야 한다. 일광욕 첫날에는 노출시간이 15분 초과되지 않도록 하고 하루에 5분씩 시간을 늘려가며 최장 2시간 이상은 노출되지 않도록 한다.

일광으로 인해 탄 피부는 피부색이 검어지며, 멜라닌이 자외선을 흡수할 수 있다. 또한 자외선을 차단하기 위해 이미 각질층이 두꺼워져 있기 때문에 홍반현상을 일으키거나 일광화상을 입을 우려가 없다.

일광욕 시 홍반현상을 방지하면서 갈색으로 태울 수 있는 제품은 UVB차단지수(SPF) 수치가 낮고, UVB 차단 효과만 있는 제품을 사용하면 된다(표 7.2).

표 7.2 UVB차단지수와 효능

자외선차단지수	효능
2~4	선탠은 허용하며, 홍반으로부터 약하게 보호
4~6	선탠은 약간 방지하며, 홍반으로부터 보호
6~8	선탠은 거의 방지하며, 홍반으로부터 보호
8~15	선탠은 최대 방지하며, 홍반으로부터 완전 보호
15 이상	선탠은 완전 방지하며, 홍반으로부터 완전 보호

1) 자외선차단지수

태양광선은 광합성으로 우리에게 영양분을 공급해 주고 피부에서 비타민D 합성을 유도하여 유익한 작용도 하지만, 피부노화나 피부암 발생을 일으키기도 한다.

태양광선은 파장에 따라 자외선, 가시광선, 적외선으로 나누어지고, 적외선은 열을 전달하여 따뜻함을 느끼게 하고, 가시광선은 사물이 여러 가지 색깔을 띠게 하며, 자외선은 피부에 광생물학적 반응을 유발하는 광선이다.

자외선은 파장에 따라 UVA, UVB, UVC로 나뉜다.

① UVA: 계절이나 날씨에 별로 영향을 받지 않고 일정량 지구상에 도달하기 때문에 일광화상, 주름과 멜라닌 색소를 늘려서 피부노화와 피부암을 발생시킨다.

② UVB: 기미, 주근깨, 검버섯 등 피부에 영향을 주며, 피부가 붉게 되고 물집이 생기는 일광화상, 피부노화와 피부암을 발생시키는 주 원인이다.

③ UVC: 발암성이 있지만, 오존층에 의해 차단되어 지구상에는 도달하지 않는다.

따라서 자외선차단제의 사용은 자외선을 흡수, 반사, 산란시켜서 일광화상, 피부노화, 피부암 발생을 방지하는 데 기여한다.

선크림을 구매해 보면 용기에 PA, SPF가 적혀 있는 것을 볼 수 있는데 PA(Protection Factor of UVA)는 UVA를 차단하는 지수이며, SPF(Sun Protection Factor)는 UVB를 차단하는 지수를 말한다(그림 7.3).

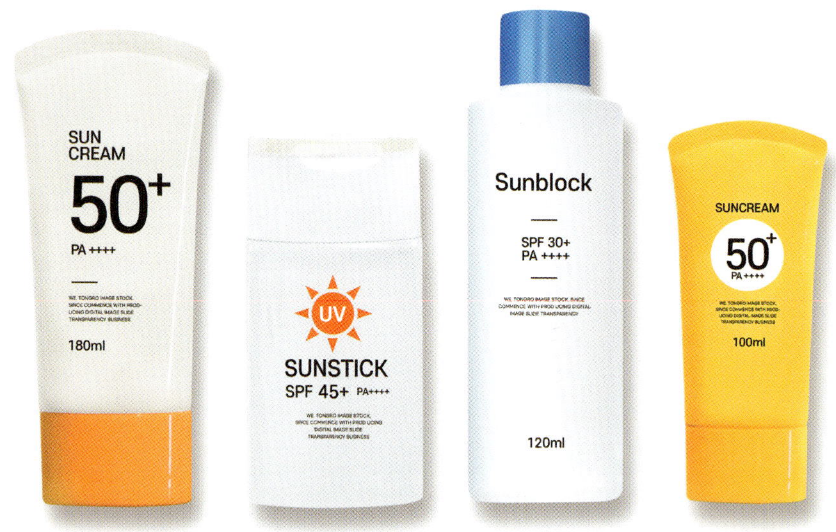

그림 7.3 선크림의 종류

UVA, UVB는 모두 피부에 좋지 않으므로 둘 다 함께 차단을 해야 한다. PA는 +, ++, +++로 표시하고 + 표시가 많을수록, SPF는 숫자가 높을수록 선크림 자외선차단지수가 높아지는 것을 의미한다. 자외선차단제는 UVA와 UVB를 모두 차단할 수 있는 자외선 차단제를 선택하여 2~3시간마다 충분한 양을 바르는 것이 가장 좋은 방법이다.

선크림 자외선차단지수는 자외선 노출 정도에 따라 적절하게 사용하고 일상에서의 선크림 자외선차단지수는 SPF 10~20, PA+가 적당하며, 야외활동이 많은 날은 SPF 30, PA++를 사용하는 것이 좋다. 또한 해변이나 스키장과 같이 자외선 노출이 심한 곳에서는 SPF는 50 내외, PA는 +++를 사용한다. 자외선차단제를 바른다고 해도 100% 자외선을 차단하지 않기 때문에 자외선이 가장 강한 오전 11시에서 오후 2시까지는 되도록 야외활동을 자제하는 것이 좋다. 외출 시에는 외출하기 전 15~30분 전에 발라주고 2~3시간마다 덧발라 주어야 차단효과가 지속된다.

용어정리

일광치료(heliotherapy) 태양광선을 피부에 직접적으로 노출하는 치료

자외선(ultraviolet light) 390nm 이하의 단파장으로 피부에 광생물학적 반응을 유발하는 광선

자외선지수(ultraviolet exponent) 지표에 도달하는 자외선 강도를 지수화한 것

비타민D(vitamin D) 칼슘과 인의 대사에 관여하는 호르몬

자외선차단지수(sun protection factor) 피부노화나 피부암 발생을 최소화할 수 있는 자외선차단수치

단원정리

1. 광선치료 분야에서 가장 오래된 치료방법이면서 태양광선을 직접 이용하여 치료하는 요법으로 옳은 것은?

① 수치료 ② 일광치료 ③ 초음파치료
④ 적외선치료 ⑤ 자외선치료

※ 정답 및 오답 근거:

2. 가시광선의 생리적 효과로 옳은 것은?

① 혈관 확장 ② 흥분효과 ③ 혈압 상승
④ 근육긴장 ⑤ 신진대사 감소

※ 정답 및 오답 근거:

3. 롤리아(Rollier) 방법의 일광치료 부위로 옳지 않은 것은?

① 배 ② 등 ③ 머리
④ 넙적다리 ⑤ 종아리 부위

※ 정답 및 오답 근거:

4. 롤리아(Rollier) 치료방법으로 옳은 것은?

① 적외선을 이용한 치료방법이다.

② 머리 부위를 노출시켜 치료한다.

③ 노출시간을 10분간 늘리면서 치료하는 방법이다.

④ 신체를 다섯 부분으로 나누어 치료하는 방법이다.

⑤ 태양광선을 이용해 간접적으로 치료하고 식욕 감소의 효과가 있다.

※ 정답 및 오답 근거:

5. 일광치료의 효과로 옳은 것은?

① 전신피로 ② 수면감소 ③ 흥분효과

④ 활동감소 ⑤ 식욕증진

※ 정답 및 오답 근거:

6. 선크림의 용기에 표시되어 있는 SPF가 의미하는 것으로 옳은 것은?

① 근위적외선 차단지수 ② 원위적외선 차단지수 ③ UVA 차단지수

④ UVB 차단지수 ⑤ UVC 차단지수

※ 정답 및 오답 근거:

정답: 1 ② 2 ① 3 ③ 4 ④ 5 ⑤ 6 ④

참고문헌

광선치료교재 편찬위원회(2019). 광선치료학. 현문사.

박찬의 외(20156). 광선치료학. 대학서림.

Shirani, A., & St. Louis, E. K. (2009). Illuminating rationale and uses for light therapy. *Journal of Clinical Sleep Medicine, 5*(2), 155–163.

Terman, M. (2007). Evolving applications of light therapy. *Sleep medicine reviews, 11*(6), 497–507.

찾아보기